図解でわかる 心理療法

植田俊幸・竹田伸也

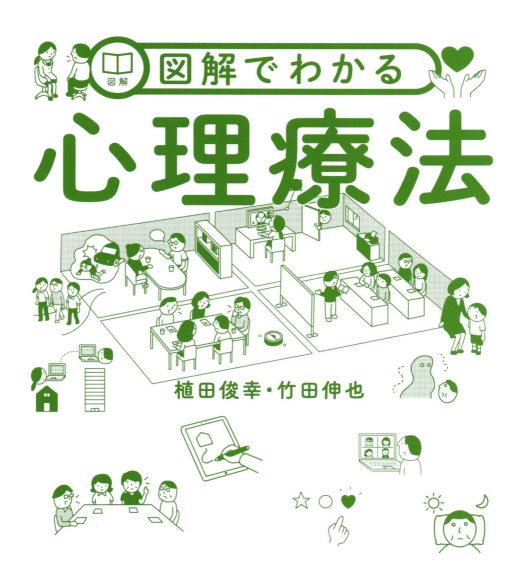

中央法規

はじめに

　皆さん、こんにちは。本書を手に取ってくださり、ありがとうございます。本書は、心理療法に関心のある人もそうではない人にも、「心理療法っておもしろい」と思ってもらいたくてつくりました。生きていると、私たちはさまざまな悩みを抱え、困難な状況に陥ることが何度もあります。そんなとき、専門家との対話を通して解決を目指す技法が心理療法です。対話と聞くと、カウンセラーが「うんうん」と相槌をうちながら、悩みを傾聴することが心理療法だと思う人もいるかもしれません。確かに、傾聴はあらゆる心理療法において大切な姿勢です。でも、そこで使われる言葉や結ばれる関係は、日常でのそれとはまったく違います。本書では、そうした特殊な言葉づかいや関係づくりを、図解とともにわかりやすく解説しています。

　心理療法には、さまざまな種類があります。これまでも、そうした多様な心理療法についてまとめた本はありました。けれども、多種多様な心理療法を一冊にまとめると、どうしても概念的な話に終始し、個々の心理療法が実際どのように用いられ、苦しむ人にどう作用するかまで踏み込めてはいませんでした。そこで、私たちは心理療法がいったいどんなふうに活用されるかを具体的に表すために、疾患や障害を通した「リアル」を追求してみました。本書では、うつ病や統合失調症、不安症、発達障害、トラウマなど、現代社会で誰もが抱えるかもしれない疾患や障害を取り上げ、それらに効果があるとされる心理療法を、事例を通してわかりやすく解説しています。各章に登場する心理療法はそれぞれ別個のものですが、「これこそ、もっとも有用な心理療法だ」という気持ちで一つひとつを書き表しました。だからこそ、どの心理療法もとても魅力的であり、技法と技法が真剣勝負でぶつかり合う「心理療法の異種格闘技」が、図解を交えて繰り広げられています。

本書は、精神科医や心理職のみならず、対人援助職の皆さまや、心理療法を学ぶ学生まで存分に楽しめる構成となっています。これまで、概念的な理解しかもてなかった各種技法が、「こんなふうに使われるのか！」と腑に落ち、実際の支援に役立ててもらえると思います。それだけでなく、専門知識のない一般の方にも、興味を持って読んでいただける内容となっています。

　本書は、私にとって大切な人々とチームでつくり上げました。共著者である植田俊幸先生は、私が心理職として病院勤務を始めた１年目に出会い、診察室の中だけでなく、患者さんの社会復帰に向けたデイケアやケースワークなど、臨床のあらゆる場面で精神障害を抱えた人をサポートするとはどういうことかを、身をもって教えてくださった恩師の一人です。出会って二十有余年を経て、ともに執筆する機会をもてたことを、大変光栄に思います。イラストは、これまでの拙著でお世話になった坂木浩子さんが担当してくださいました。坂木さんは、文章を視覚的な世界に変換する達人ですが、今回も彼女のイラストによって、心理療法の世界がよりリアルに感じられると思います。そして、『月刊ケアマネジャー』の連載で初めてご一緒した中央法規出版の中村強さんが、今回の企画を立ち上げて植田先生との共著の機会を設けてくださいました。中村さんの校正によって、本書は読んでも見てもわかりやすい心理療法の実用書となりました。４人の最善のパフォーマンスによって、手前味噌ですがとてもおもしろい本ができあがったと思います。

　それでは、前置きはこれくらいにして、この先に待ち受けているさまざまな心理療法の世界を存分にお楽しみください。

2025年１月

竹田伸也

図解でわかる心理療法　目次

はじめに

第 1 章　心理療法のキホン

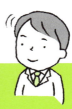

- 01 心理療法とは ⋯⋯ 2
- 02 心と身体と環境 ⋯⋯ 4
- 03 本人を中心に考える ⋯⋯ 6
- 04 アセスメントに基づいて進める ⋯⋯ 8
- 05 研究と実践をつなぐ ⋯⋯ 10
- 06 心理療法の実践者 ⋯⋯ 12
- 07 AI時代の心理療法 ⋯⋯ 14

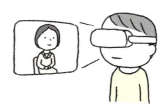

第 2 章　心理療法の種類

- 01 心の深層に注目する心理療法 ⋯⋯ 18
- 02 どう考えるかに注目する心理療法 ⋯⋯ 20

- 03 どう行動するかに注目する心理療法 …… 22
- 04 どう語るかに注目する心理療法 …… 24
- 05 身体の動きや感覚に注目する心理療法 …… 26
- 06 周りとの関係に注目する心理療法 …… 28
- 07 当事者ならではの心理療法 …… 30

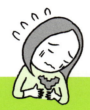

第3章 うつ病の心理療法

- 01 うつ病とは …… 34
- 02 うつ病の事例 …… 36
- 03 うつ病のアセスメント …… 38
- 04 支持的心理療法 …… 40
- 05 認知療法 …… 42
- 06 行動活性化療法 …… 44
- 07 対人関係療法 …… 46
- 08 マインドフルネス …… 48
- 09 アクセプタンス＆コミットメント・セラピー …… 50

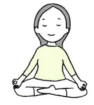

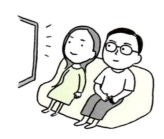

第 4 章 統合失調症の心理療法

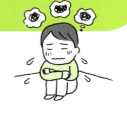

- 01 統合失調症とは …… 54
- 02 統合失調症の事例 …… 56
- 03 精神疾患の症状への認知行動療法 …… 58
- 04 社会生活スキルトレーニング …… 60
- 05 認知矯正療法 …… 62
- 06 心理教育・家族教室 …… 64
- 07 オープンダイアローグ …… 66
- 08 元気回復行動プラン（WRAP）・リカバリーモデル …… 68

第 5 章 不安症の心理療法

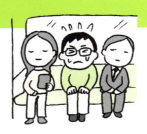

- 01 不安症とは …… 72
- 02 不安症（パニック症・広場恐怖症）の事例 …… 74
- 03 不安のアセスメント …… 76
- 04 リラクセイション法 …… 78
- 05 系統的脱感作法 …… 80

06 エクスポージャー療法 …… 82

07 問題解決療法 …… 84

08 アサーション・トレーニング …… 86

第6章 強迫症の心理療法

01 強迫症とは …… 90

02 強迫症の事例 …… 92

03 強迫症のアセスメント …… 94

04 動機づけ面接 …… 96

05 曝露反応妨害法 …… 98

06 精神分析的心理療法 …… 100

07 森田療法 …… 102

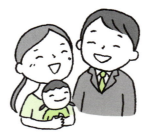

第7章 依存と嗜癖行動の心理療法

01 依存・嗜癖行動とは …… 106

02 依存症の事例 …… 108

- 03 断酒モデル …… 110
- 04 行動療法 …… 112
- 05 依存症の条件反射制御法 …… 114
- 06 節酒モデル …… 116
- 07 解決志向アプローチ …… 118
- 08 家族療法とシステムズアプローチ …… 120

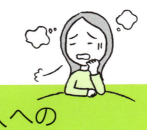

第8章 トラウマを抱えた人への心理療法

- 01 トラウマとは …… 124
- 02 トラウマを抱えた人の事例 …… 126
- 03 トラウマを抱えた人のアセスメント …… 128
- 04 トラウマインフォームドケア …… 130
- 05 トラウマ反応へのコーピング …… 132
- 06 持続エクスポージャー療法 …… 134
- 07 EMDR …… 136
- 08 認知処理療法 …… 138
- 09 支援者の心のケア …… 140

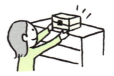

第 9 章 発達障害（神経発達症）の心理療法

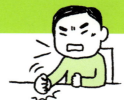

- 01 発達障害とは …… 144
- 02 発達障害の事例 …… 146
- 03 発達障害のアセスメント …… 148
- 04 構造化・環境調整 …… 150
- 05 応用行動分析（ABA）…… 152
- 06 家族支援とペアレント・トレーニング …… 154
- 07 大人の発達障害 …… 156

第 10 章 認知症の心理療法

- 01 認知症とは …… 160
- 02 認知症の事例 …… 162
- 03 認知症のアセスメント …… 164
- 04 バリデーション療法 …… 166
- 05 回想法 …… 168
- 06 表現療法 …… 170

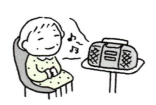

07 ユマニチュード …… 172
08 臨床動作法 …… 174
09 行動療法 …… 176

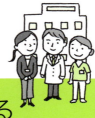

第11章 心理療法が活用されるフィールド

01 医療機関での心理療法 …… 180
02 大学附属心理相談センターでの心理療法 …… 182
03 公的機関での心理療法 …… 184
04 学校での心理療法 …… 186
05 福祉施設での心理療法 …… 188
06 開業心理相談室での心理療法 …… 190
07 産業・労働での心理療法 …… 192
08 司法領域での心理療法 …… 194
09 地域での心理療法 …… 196

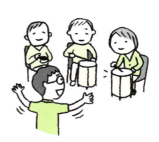

索引／執筆者紹介
おわりに

第 1 章

心理療法のキホン

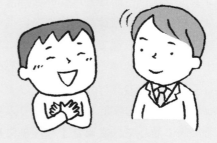

01 心理療法とは

▊ やりとりを通して心の問題を解決する

　心理療法とは、**さまざまな心理学的立場に基づき、やりとりを通して精神疾患からの回復や心の変容を目指すアプローチ**をいいます。やりとりには、言葉による対話だけではなく、描画や動作、音楽などさまざまな手段があります。いずれも、それによって相手の心理的側面にはたらきかけるのが共通点です。心理職が行うアプローチを心理療法、精神科医が行うアプローチを精神療法と呼ぶこともありますが、どちらも同じ意味です。

　心理療法が扱うテーマの範囲は、ストレスや人間関係の問題、情緒的問題などの個人的な課題、うつ病や不安症など精神疾患の治療など、個人の生き方にかかわるテーマから、病や障害に対するアプローチまで幅広くあります。自分の欲求と現実の折り合いを図る自我や、困難を乗り越えるレジリエンスなど**成長を後押しする視点**も備えています。

▊ カウンセリングと心理療法の違い

　心理療法と似た言葉に**カウンセリング**がありますが、両者は厳密には異なります。カウンセリングは、心理的な悩みを抱えた人の話を十分に聴き、心情への共感的理解を重ねながら、相手が自律的に解決を目指せるようサポートします。カウンセリングによって感情や葛藤が表現できて、心が楽になることを、**カタルシス**といいます。カタルシスは比較的健康な状態で起こるため、心の病の状態が重かったり複雑な要素が絡み合ったりしていると、カウンセリングだけでは十分な変化が期待できません。

　心理療法は、医学的モデルも取り入れ、精神疾患や発達障害をはじめ、複雑な問題を抱えた人に対して、**さまざまな理論に基づく専門的なアプローチ**ができるよう工夫されています。これには、第2章で紹介するように、多様な立場の心理療法があります。

心理療法とカウンセリング

心理療法の役目

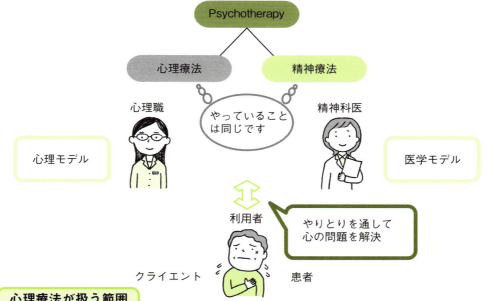

心理療法が扱う範囲

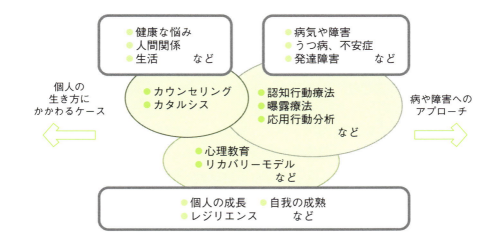

01 心理療法とは

02
心と身体と環境

▌心は周りとつながっている

　親しい人とおいしいものを食べると幸せ、というように、気持ちや考え方などの心の動きは、身体の状態や人づきあいなどの社会関係と深く関係しています。

　おなかが減っているときと満腹のときでは、気持ちや考え方も変わってくるものです。あるいは、身体に痛いところがあれば楽しくなく、楽しみがなければ痛みをより強く感じるというように、気持ちと身体の状態がお互いに影響することもあります。

　蒸し暑い、肌寒いといった温度や湿度、誰とどうかかわっているかという人間関係、経済的な状況や食事などの環境も、個人の気持ちや考えに大きく影響します。さらに、その人の世代の常識や、住んでいる場所の文化的な特徴、法律などの社会制度も、個人の心理状態に関係しています。

▌心と身体と環境のつながりを活かした心理療法

　心理療法といえば、相談者と治療者が面接室で話し合い、深層心理を探って本当の自分を見つけるといったイメージをもつ人がいます。しかし、それだけが心理療法ではありません。これから本書で紹介するように、描画や音楽を使う方法、考え方を変えてみる方法、身体の動かし方に注目する方法など、さまざまな心理療法があります。心と身体と環境はつながっているからこそ、多様なアプローチが生まれるのです。

　このつながりを活かし、本人の心に直接は関係ないように思えるところにはたらきかける心理療法もあります。例えば、家族をはじめとした周りの人のかかわり方を変えたり、部屋をスッキリ片づけて心の混乱を防いだりといったように、本人自身にではなく、周囲の環境にはたらきかけることも心理療法となるのです。

心と身体と環境のつながりに着目 図

すべて密接につながっている

身体の状態
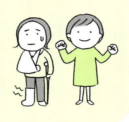

気持ちや考えは
身体や周りの環境と
つながっている

心の状態
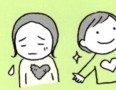

環境
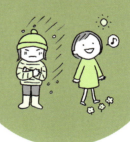

本書で扱う心理療法／技法

① 心へのアプローチ	精神分析、認知療法、マインドフルネス、リカバリーモデル　など
② 身体へのアプローチ	臨床動作法、EMDR、自律訓練法　など
③ 環境へのアプローチ	応用行動分析、ペアレント・トレーニング、家族心理教育、システムズアプローチ、オープンダイアローグ　など

03 本人を中心に考える

▶ 症状が治ることと本人のニーズは違う

病気の症状を減らすために、心理療法を求める人がいます。しかし、症状が続くのには理由があり、症状だけ治そうとしてもうまくいかなかったり、別の症状に悩まされたりすることもあります。例えば、摂食障害の人が普通に食べられるようになったのに、不安や焦りが強まって苦しくなったり、子どもの不登校について相談しているうちに、夫婦間の人間関係が問題となったりする場合です。こうしたことが起こるのは、症状が治ることと**本人のニーズ**（私はこのように生きたいという願い）は違うからです。

そこで、本人のニーズをはっきりさせ、心理療法を始めた後の見通しをつけるために、治療者は本人を中心に置いて今の状態に向き合います。

▶ 本人を中心にはたらきかける

本人を中心にはたらきかけるという心理療法の基本を考えたのが、**ロジャーズ**です。彼は、「人は自分が成長するために必要なことを知っており、支援者が適切な態度でかかわることで、本人の成長は促される」と考えました。

支援者の適切な態度には、三つの条件があります。一つ目は、「**自己一致**」です。支援者が相手に届ける言葉と自身の感情や態度が一致していることをいいます。二つ目は、「**共感的理解**」です。支援者は、相手が体験していることを自分があたかも体験しているかのように理解することをいいます。三つ目は、「**無条件の肯定的な関心**」です。支援者は、相手をいきなり支援者自身の価値観で評価せず、まずはあるがままに受け入れます。こうした態度は、どの種類の心理療法においても、支援者に求められる基本的な態度といえます。

本人中心の支援

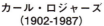

米国の心理学者。非指示的療法の理論をつくり、クライエント中心療法へと発展させた。個人やグループの実践だけでなく社会問題にまで視野を広げた。日本のカウンセリングの発展にも大きな影響を与えている

クライエント中心療法

ロジャーズが提唱した心理療法的アプローチをいう。力動的アプローチ、認知行動療法と並ぶ三大学派の一つである。人間の成長力に対する信頼を基本とし、セラピストは三条件をもって臨むことで、問題解決に向かうその人の心理的成長を支える。

三つの条件

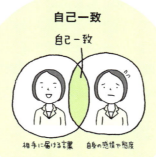

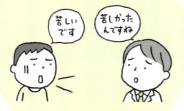

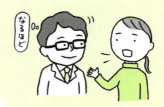

03 本人を中心に考える

04 アセスメントに基づいて進める

▎主訴を手がかりとして理解を深める

　アセスメントとは、相手の状態を理解し援助方針を立てるための情報を集めてまとめる行為のことです。心理療法では、支援者は相手に対してさまざまなかかわりを行います。例えば、話を聴くという行為をとっても、ただやみくもに聞いているのではなく、どこに焦点を当ててどのように聴くのかにいつも注意して、細やかに対応しています。アセスメントは、こうした対応の根拠となっています。

　アセスメントの手がかりとして、相手の「主訴」を理解します。現在どのようなことで困っているかが主訴であり、相手の抱える問題を表します。本人との面談を通して主訴を理解しますが、それが難しい場合には、相手を観察したり、身近な人から情報を集めたりすることによって、相手の抱える問題をとらえます。

▎さまざまな注目ポイント

　相手の主訴を理解し、どのような問題を抱えているかを理解した後、続いてそれが生じている背景・理由についてアセスメントします。ここからは、幼児期の親子関係を中心に現在の問題を理解しようとしたり、問題となる場面で生じやすい考えや行動に注目したりと、心理療法の種類によってアセスメントで注目するポイントは異なります。

　アセスメントには、心理検査も用いられます。心理検査は、相手の性格特性や情緒の状態などをとらえる人格検査、知能や発達傾向をとらえる知能検査や発達検査、記憶や前頭葉機能など脳のはたらきをとらえる神経心理検査、うつ病や不安のスクリーニングや程度をとらえる心理検査など多岐にわたります。アセスメントでは、その人の抱える問題ばかりでなく、もっている力や強み（**ストレングス**）に注目することも大切です。

アセスメントで紐解く 図

主訴 憂うつな気分になることが多い／何もする気が起きない

表情 伏し目がち／表情が硬い

しぐさ 背中を丸めてうつむいている／声に張りがない

患者

主訴を手がかりにアセスメント
症状が出始めたとき、生活でどんな変化があったか？
憂うつな気分になる直前に、どんなことを考えるのか？
憂うつな気分になると、どのような行動をとるのか？

ストレングス
自発的に相談しようと思えた
憂うつな気分を抱えながらも今日まで凌いできた

性格等 性格検査・発達検査・神経心理検査　など

専門職のアセスメント

精神科医・心理職
心理的な要因が、その人の抱える問題や課題とどのように関連しているかに注目する

ソーシャルワーカー（ケアマネジャー含む）
その人が生活を営むうえでどのような能力があり、何に困っているかに注目する

直接援助職
日常生活でADLやIADLにどのような問題や課題があるかに注目する

04　アセスメントに基づいて進める

05 研究と実践をつなぐ

■ エビデンスに基づく心理療法

エビデンスとは、この方法は確かな効果がある、という証拠になるデータのことです。例えば、ある精神疾患に対して決められた方法で心理療法を行い、行っていないグループと比べて効果が勝っていると、その方法はエビデンスがあるといえます。近年は、<u>エビデンスに基づく「十分に効果のある心理療法」</u>が重視されています。

なお、同じ心理療法であっても、実際に行う支援者によって効果が違ってくることはあります。その理由は、心理療法を実践するのは人間であり、支援者と相談者との**関係性**によって、心理療法の進み方や結果の受け取り方は少なからず影響されるからです。

「エビデンスがない」とされる心理療法は効果が全くないかというと、そうともいえません。相手の回復を支えたり、人生における勇気づけとなったりすることはよくあります。心理療法をする人は、その実践を自分だけで「よかった」と満足してしまわずに、具体的によかったことや改善するべきことを客観的に見つめる必要があります。

■ 科学者－実践家モデル

そのために必要な視点が、心理療法をする人は実践家であると同時に科学者であるべきだという**「科学者－実践家モデル」**です。実践家は、これまでの経験による臨床の知を積み上げています。これは貴重なのですが、実践をよりよくするためには、相手にとって自分のやり方は十分な効果があったのかどうかを客観的に評価し、最新の研究を知るなどして、いつも知識と技能をアップデートしていく必要があります。

<u>研究から得た科学の知を実践に活かし、実践から得た臨床の知を研究に活かす</u>というサイクルによって、心理療法はより効果のあるアプローチへと発展していくのです。

エビデンスと科学者－実践家モデル 図

エビデンスの強さを示す研究

弱 ↓ エビデンス ↓ 強

- **事例研究**（少数の患者に心理療法を実践してみて効果があったかどうかを調べる）

  長所：コストが少ない
  短所：この人たちに効果があったとして、他の人にも効果があると本当にいえるのかどうかわからない

- **対照試験**（心理療法を受けるグループと受けないグループを比較して効果があったかどうかを調べる）

  長所：事例研究よりも心理療法の効果について強く言及できる
  短所：心理療法を受けたグループが、心理療法に関心をもっていた人だとすると、「心理療法への関心が効果をもたらした」という批判に反論できない

- **ランダム化比較試験**（心理療法を受けるグループと受けないグループにランダムに参加者を振り分けて、両群の効果を比較する）

  長所：エビデンスについて最も強く主張できる
  短所：コストがかかる

科学者－実践家モデル

臨床実践の積み重ね ←科学の知／臨床の知→ 最新の研究に基づく知見

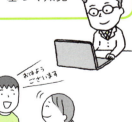

↓

より効果のあるアプローチへと発展

05 研究と実践をつなぐ

06 心理療法の実践者

▶ 心理療法を行う資格

　心理療法は、知識を身につけて実践のトレーニングを修めれば、援助職であれば誰でも実践できますが、主に精神科医と心理職が専門的に行っています。日本の心理職では、**公認心理師**と**臨床心理士**が心理療法を実践する主な資格です。このうち、公認心理師は国家資格で、臨床心理士は公益財団法人日本臨床心理士資格認定協会が認定する資格です。いずれも、大学院で所定の単位を修得することで受験資格が与えられます。

　自分たちの研鑽を深め、心理療法を学問的にも発展させるために、さまざまな心理療法に関する学会があります。特定の心理療法ができることを保証するために、学会ごとに独自の専門資格を設けている場合もあります。

▶ 精神科医と心理職の違い

　精神科医と心理職の違いは何だろうと思う人は少なくありません。心理療法は、精神科医も心理職も行いますが、そのゴールは精神科医と心理職で少し異なります。

　精神科医のゴールは**治療**です。病気を診断して治したり症状を和らげたりすることが、精神科医にとって重要な役割となります。なお、診断や薬の処方などの**医業は、医師の業務独占**であり心理職にはできません。

　心理職のゴールは**適応**です。疾患や障害には完治しないものも少なくありませんが、そうした状態が治らなかったとしても、人は自らの人生を十分に生きられます。そのためには、個人の内的世界をも含んだ広い世界で、いろいろなものと折り合うことが求められます。適応とは、自分の人生を生きるために多様なものと折り合うことをいいます。心理職の重要な役割は、心理療法を通してそのための力を支えていくことです。

心理療法に関する資格と関係団体 図

公認心理師	公認心理師国家試験に合格することが必須要件。受験には、大学で心理学や医学等の科目を含む所定の単位を修得し大学院で必須科目を修了するか、法の規定する認定施設で2年以上実務に就く必要がある
臨床心理士	臨床心理士養成に関する指定大学院または専門職大学院を修了し、公益財団法人日本臨床心理士資格認定協会の資格試験に合格することが必須要件
精神科医	医学部医学科を卒業し、医師国家試験に合格して医師になり、研修指定病院で2年間の初期研修を受ける。さらに精神科医になるには、専攻医となって精神科で経験を積む。国の認定資格である精神保健指定医や、日本精神神経学会の精神科専門医を取得する人が多い

学会認定資格	概要
認知行動療法師	認知行動療法を専門的に実施する実力を日本認知・行動療法学会が認定する資格
日本精神分析学会認定心理療法士	独立して精神分析的心理療法を行える者として日本精神分析学会が認定する資格
日本森田療法学会認定心理療法士	森田療法の専門的な治療者としてふさわしい実力をもつ心理療法士として日本森田療法学会が認定する資格
カウンセリング心理士	カウンセリングの研究と実践の進歩と発展に資するために、日本カウンセリング学会が認定する資格
EMDR学会認定EMDR臨床家	EMDRの臨床応用について定められた指導を受けたことを日本EMDR学会が認定する資格
専門心理士・上級専門心理士	老年精神医学分野における心理的支援やアセスメント等の老年心理学に関する専門知識と技能を備えた専門家として日本老年精神医学会が認定する資格
認定ファミリー・セラピスト	家族療法の実践ができる者として日本家族療法学会が認定する資格
臨床動作士	臨床動作法の専門家として日本臨床動作学会が認定する資格
自律訓練法認定士	自律訓練法の専門家として日本自律訓練学会が認定する資格

06 心理療法の実践者

07 AI時代の心理療法

▶ コミュニケーションできる機械

　コンピュータを使った**情報技術**（Information Technology：**IT**）が発達し、ビデオ通話やオンライン会議が普通になるなど、コミュニケーションの方法は大きく変わりました。
　やりたいことや知りたいことがあるとスマートフォンでの検索に頼り、検索結果を信じて従うのも普通になりました。さらに、人間の話し方を学んだ**人工知能**（Artificial Intelligence：**AI**）がテレビニュースを読み上げ、あたかも人間のように返答できる**生成AI**も実用化されるなど、人間と機械の関係も大きく変化しています。

▶ 新しい技術を活用した心理療法

　すでに自殺予防などの心の健康相談の分野では、SNSを使って相談できるサービスが始まっています。近い将来には、ゴーグルやスマートグラスで目の前に場面が展開する**仮想現実**（VR）や**拡張現実**（AR）を使って、自宅でも心理療法を体験できるようになるでしょう。さらに、AIが治療法を学習して自動的に会話できるチャットボットを使えば、専門家がいなくても心理療法が受けられるようもなります。手順がはっきりしている認知行動療法やSSTなどでは、こういった研究が進んでいます。
　機械は、人間の表情や音声などの生体情報を細かく観察し記録できます。スマートウォッチの活動量計や心拍計などの情報も使えば、人間の治療者よりも正しいアセスメントをして、適切な心理療法を提供できるかもしれません。要望に応じて話し方などをカスタマイズすれば、治療者との相性が合わないという問題も解決するでしょう。
　一方で、情報ネットワークを活用するときの個人情報保護や、社会的な倫理観と調和した治療を提供するためのガイドラインの策定は、これからの大きな課題です。

新しい技術を使った心理療法 図

技術の発展

IT：情報技術

インターネット
スマートフォン　など

⬇

- オンライン診療
- オンラインカウンセリング

※個人情報保護と
社会的倫理が課題

AI：人工知能

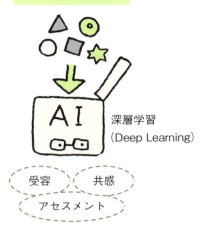

深層学習
（Deep Learning）

受容　共感
アセスメント

新技術と心理療法

VR・AR

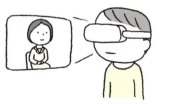

スマートウォッチ

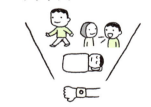

チャットボット

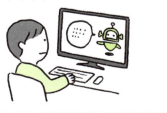

ロボット

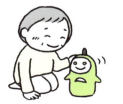

07 AI時代の心理療法

第 1 章参考文献

- 諸富祥彦『カール・ロジャーズ：カウンセリングの原点』KADOKAWA，2021.
- 内田裕之『心理アセスメントの常識：心構えからフィードバックまで基礎と実践の手引き』遠見書房，2024.
- 杉原保史，宮田智基『SNS カウンセリング入門：LINE によるいじめ・自殺予防相談の実際』北大路書房，2018.

第 2 章

心理療法の種類

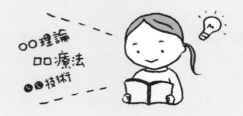

01
心の深層に注目する心理療法

▶ フロイトの精神分析が源流

　心の深層に注目する心理療法は、**フロイト**による**精神分析**がもとになっています。フロイトは心の深層を**無意識**と呼び、自分にとって受け入れがたいことを無意識に追いやる**抑圧**によって、さまざまな症状が生まれると考えました。さらに、意識と無意識の間に**前意識**があることや、衝動的な本能の源である**エス**、道徳的な規範である**超自我**、現実に合わせてその二つを調整する**自我**などの、心のしくみを考えました。

　無意識に抑圧していたものを意識するときには、心理的な抵抗や、その人にとって過去の重要な人物を治療者に重ねる**転移**、自分自身が傷つかないように心を守ろうとする**防衛**など、心のなかでさまざまな力がはたらきます。これをとらえて治療に役立てる方法が、**精神力動的アプローチ**といわれています。

▶ 精神力動的アプローチの発展

　個人の意識や無意識に注目したフロイトの精神分析は、自我心理学派、対象関係論学派、対人関係論学派、自己心理学派、間主観性学派など、さまざまな学派を生み出しました。一方、フロイトと袂を分かった**ユング**は、時代や文化を超えて人々に共通の**集合的無意識**があると考えて、**分析心理学**を創始しました。また、**アドラー**は、個人の内側で起こる心の動きだけでなく社会的関係にも注目し、個人が他者に抱く**劣等感**と、それを補おうとする心の動きに基づく**個人心理学**を提唱しました。

　本書は、疾患や障害に対する心理療法について解説するため、それらに対する知見に乏しい精神力動的アプローチについては詳しく説明しませんが、==人間の営みを理解し、社会や文化のさまざまな現象を読み解く==には精神力動的アプローチは有益な手段です。

心の深層へのアプローチ 図

フロイトの精神分析

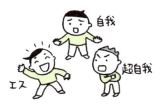

本能のままに伸び伸び楽しもうとするエスと、厳しく抑えようとする超自我。その間の自我が、両者のバランスをとる

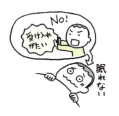

受け入れがたいことを無意識に追いやるために、心理的症状が生まれる

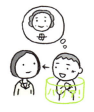

治療者に自分の母親を重ねて甘えようとするなどの心の動きで自分の心を守ろうとする

ユングの分析心理学

人類に普遍的に共有される無意識を表す

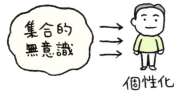

集合的無意識から生まれるイメージを通して「個性化」（人格の成熟）が図られる（分析心理学）

アドラーの個人心理学

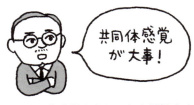

劣等感を補うだけでなく、共同体感覚を育むことを重視する

01 心の深層に注目する心理療法

02
どう考えるかに注目する心理療法

● ターゲットとなる認知の種類は二つ

どう考えるかに注目する心理療法は、**認知行動療法**グループに分類されます。認知行動療法では、頭に浮かぶ考えやイメージのことを**認知**と呼びます。このうち、浅いレベルの認知を**自動思考**（ある状況で自動的に浮かぶ考えやイメージ）と呼び、深いレベルの認知を**スキーマ**（自分や世の中に対する一貫したとらえ方）と呼びます。スキーマは自動思考に強い影響力をもち、ネガティブなスキーマが活性化されるとネガティブな自動思考が生じやすくなります。心理療法で扱われる主な認知の種類はこの二つです。

● 認知に対する三つのアプローチ

マイナス思考は、「ある物事」に「ネガティブな言葉」を紐づけたものとして理解できます（図解参照）。マイナス思考自体は、**言葉の産物**にすぎません。しかし、マイナス思考と現実が紐づけられてしまうと、私たちの心を揺さぶるようになります。

どう考えるかに注目する心理療法は、大きく二つあります。一つは、ある物事とネガティブな言葉の紐づけを断ち切るもので、「認知の内容を変える」グループになります。**認知療法**がこれにあたります。もう一つは、マイナス思考と現実の紐づけを断ち切るもので、「認知の機能を変える」グループになります。**マインドフルネス**がこれに分類されます。どちらも、認知のプロセスのどこかを変える方法を使います。

マイナス思考には、その人にとって大切な価値（「こうありたい」のようにその人が大切にしたいこと）が潜んでいるのかもしれません。そこで、マイナス思考の何かを変えようとするのではなく、その人にとって大切な価値を見つける手がかりとして、マイナス思考を大切に扱う方法である**潜在的価値抽出法**も、最近は注目されています。

考え方へのアプローチ 図

ターゲットとなる認知の種類は二つ

出来事
同僚に挨拶したのに返してくれなかった

→

自動思考
あの人は私のことを嫌っているんだ

→

感情
悲しい

過去の経験
養育者から、つらい体験を受け続けた

→→→→→

スキーマ
私は愛されない

↑↑↑

スキーマが自動思考に強く影響し、ネガティブな自動思考が生じる

認知に対する三つのアプローチ

【認知を大切に扱う】
- 潜在的価値抽出法

→ マイナス思考に秘められた価値を見つける

マイナス思考に潜む「大切にしたい価値」を見つけて、自分が何をしたいかを明確にする（マイナス思考に耳を傾ける）

【認知の内容を変える】
- 認知療法
- スキーマ療法

あの人は何か考え事をしていたのかもしれない

出来事を別の角度から眺めて、合理的な考えを見つける（認知の内容が変わる）

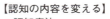

大切にしたい価値

ある物事 あの人は

ネガティブな言葉 私のことを嫌っているんだ

マイナス思考

相手との関係を大切にしたい

↓↓↓↓↓

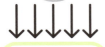
その価値にかなった行動をする

【認知の機能を変える】
- マインドフルネス
- アクセプタンス＆コミットメント・セラピー

→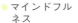

現実
相手

あの人は私のことを嫌っているんだ
って思ったんだ

考えを通して現実を眺めるのではなく、考えそれ自体を眺めることで、マイナス思考は骨抜きになる（認知の機能が変わる）

03 どう行動するかに注目する心理療法

学習の原理に基づいている

　学習とは、<u>経験によって生じる半永久的な行動の変化</u>のことをいいます。学習の原理には、**レスポンデント条件づけ**、**オペラント条件づけ**、**社会的学習理論**などがあり、これらを応用した心理療法が行動療法です。**行動療法**は、医療（うつ病や不安症の治療など）、福祉（障害児・者への支援など）、教育（ストレスマネジメント授業など）、産業（組織マネジメントなど）といった幅広い領域を対象としています。近年は、行動療法に関する理論や技法の広がりに伴い、前項のどう考えるかに注目する心理療法（➡ P.20）と組み合わせて**認知行動療法**と呼ばれることが多いです。

理論の違いによる多様な心理療法

　学習原理のうち、レスポンデント条件づけは、感情や身体反応の成り立ちを説明する理論です。ある感情（**無条件反応**）を引き起こす状況（**無条件刺激**）があるとき、本来は反応とは無関係な体験（**条件刺激**）が繰り返されると、同じ感情が生じる（**条件反応**）ようになるというものです。**系統的脱感作法**や**エクスポージャー療法**に応用されます。

　オペラント条件づけは、行動の増減を「**きっかけ**」「**行動**」「**結果**」の三つから理解する理論です。行動に<u>よい結果が伴うとその行動は増え、よくない結果が伴うと行動は減る</u>と考えます。この原理は、**応用行動分析**や**行動活性化療法**などに応用されています。

　社会的学習理論は、行動を実際に行ったりそれによって具体的な結果を伴ったりしなくても、<u>観察や記憶といった経験によるだけで行動は成り立つ</u>という原理です。この原理は、**社会生活スキルトレーニング**（**SST**）などの行動療法に応用されています。

　これらの行動療法はいずれも、その人に望ましいように行動が変わることが目標です。

学習の原理 図

レスポンデント条件づけ

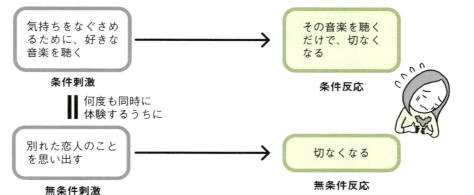

オペラント条件づけ

行動が増えるパターン

きっかけ ➡ 行動 ➡ よい結果が伴う

道端に猫がいる / 猫をなでる / 猫がじゃれて喜ぶ

猫を見たら「なでる」という行動が起こりやすくなる

行動が減るパターン

きっかけ ➡ 行動 ➡ よくない結果が伴う

道端に猫がいる / 猫をなでる / 猫にひっかかれる

猫を見たら「なでる」という行動は起こりにくくなる

社会的学習理論

他者の行動 ➡ 観察 ➡ 自身の行動が変わる

代理強化と呼ばれる

03 どう行動するかに注目する心理療法

04 どう語るかに注目する心理療法

🟢 自分の言葉に影響される

　本人が体験をどんなふうに語るのかに注目する心理療法もあります。語りは、単に過去の出来事を説明しているだけではありません。私たちは、自分自身が話した言葉や文章に影響されやすいものです。古くは言霊（ことだま）といわれるように、よい言葉を話せばよいことが起き、悪い言葉を話せばその反対になるといったように、**人は語りに力を感じて**きました。

　問題を語るだけでは、苦痛は癒されません。治療場面では、患者の失敗や絶望などの苦しい語りがあれば、今まで耐えてきた強さや工夫に注目して会話を続けます。

🟢 人生の物語を変える

　ナラティブセラピー（Narrative Therapy）では、いかにも問題があるように聞こえる物語を、治療者は本人と一緒に見直します。困難がありながらも生きてきた力があるなど、別の物語を見つけることが、問題からの解放や解決につながります。

　解決志向アプローチ（Solution Focused Approach：SFA）では、問題よりも解決の語りに積極的に導くことで、今まで見逃していた力を発見します。そして、これからできそうなことの語りが、現実的な解決行動の支援につながります。

　動機づけ面接は、葛藤状態にある人の心理を理解し、健康によく社会的に望ましい行動が選択できるように動機づけを高める方法で、依存症等の治療でよく使われます。

　治療者や関係者の語りに注目する方法もあります。本人を交えて考え方や気持ちを語り合う方法を**リフレクティング**といい、それを応用した**オープンダイアローグ**（Open Dialogue）は、統合失調症などの精神疾患の在宅支援で大きな効果をあげています。

言葉のもつ力　図

言霊（ことだま）

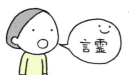

言葉に宿ると信じられている力、話した言葉どおりになるという考え方

脳は口に出した言葉で強化される

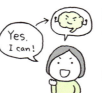

脳科学研究でも、口に出した言葉に脳が影響されやすいとわかっており、ポジティブな口癖を使って自分を変える手法もある

語りにはたらきかける手法

ナラティブセラピー

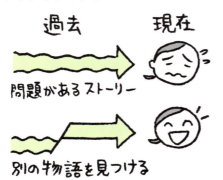

解決志向アプローチ

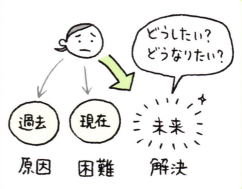

動機づけ面接

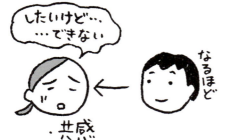

・共感
・葛藤の解消
・望ましい行動の選択

リフレクティング

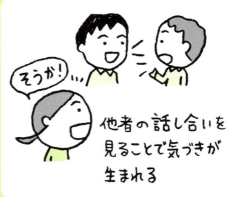

他者の話し合いを見ることで気づきが生まれる

04　どう語るかに注目する心理療法　25

05 身体の動きや感覚に注目する心理療法

心と身体はつながっている

　心理療法には、身体の動作や刺激によって、気持ちや感じ方などの心理状態を変えるものがあります。心と身体は、別々のものではありません。不安で緊張するとドキドキして身体に力が入り、安心すると力が抜け深くゆっくり呼吸できるというように、気持ちは身体に影響します。また、体調がよいと心はウキウキして、痛いところがあれば気持ちは晴れないなど、身体の状態も心に影響を与えます。こうしたつながりがあるために、身体を動かすことや刺激を与えることが、心理面での改善に効果を発揮します。

動きや身体感覚にはたらきかける

　自律訓練法は、腕の感覚や心臓の鼓動、呼吸などの身体の状態に意識を集中して、身体の緊張を緩めて自分で心の状態が整えられるようになる方法です。**臨床動作法**では、動作にはその人の意図や努力などの心理的な特徴が現れていると考えます。肩の上げ下げや重心を意識して立つといった動作を通じて、心の安定や活性化につなげます。

　PTSDなどの強いストレスに対する反応のケアには、**EMDR**（Eye Movement Desensitization and Reprocessing）があります。トラウマによる心理的な苦痛や身体の症状を思い浮かべながら目を左右に繰り返し動かすことで、症状や否定的な考え方が和らぎ、肯定的な考え方が得られる治療法です。身体の一部を軽く叩いて刺激する**思考場療法**（Thought Field Therapy：TFT）もあります。

　遊戯療法（プレイセラピー）や**音楽療法**、あるいはマッサージなどの、身体の動きや感覚にはたらきかける手法も心理的に効果があります。レクリエーションとして、温泉やサウナで心身を整えることなども、症状の改善に役立つ方法といえるでしょう。

心と身体の密接なつながり 図

心 → 身体		身体 → 心	
不安	胸がドキドキ 身体に力が入る	痛いところがある	憂うつ・不安 悪いことを考える

安心	深くゆっくり呼吸 力が抜ける	体調がよい	心もウキウキ

動きや身体感覚にはたらきかける

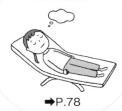

自律訓練法
➡P.78

EMDR
➡P.136

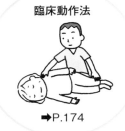

臨床動作法
➡P.174

05 身体の動きや感覚に注目する心理療法

06
周りとの関係に注目する心理療法

▎みんな誰かとつながっている

　症状や問題を抱えている本人だけでなく、かかわっている人や環境などの、本人を取り巻く状況に注目して積極的にはたらきかけるのも、心理療法の一つです。

　困難を抱え困っている人には、同時に困難を抱える家族や、近所の人たち、学校や職場の人たち、よく買い物に行く店で出会う人たちなど、多くの人たちとかかわりがあります。そして、本人とつながるそれぞれの環境が、心理状態に影響します。このしくみを知ると、本人への治療や支援がうまくいかないときに、家族や友人など周りの様子に気を配れるようになります。そうすると、かかわりやすく効果のある介入方法が見えてきて、現実的に支援しやすくなります。

▎システム全体を見て介入

　システムズアプローチの手法では、対象の家族や環境などを、お互いに関係し合うシステムとしてとらえます。例えば、摂食障害や不登校を解決したいときに、目立っている症状や問題には、家族同士の力関係やコミュニケーションのパターンが関係していると考えます。そこを詳しく調べて、最初は無関係だと思われた家族のふるまいが変わると、本人の症状にも変化が起きるのです。

　家族心理教育は、統合失調症などの家族を介護している者に対して、気持ちや考え方などの心理面に配慮しながら、病気の情報や対処法を伝えます。集団で行うと家族同士が交流でき、孤独や負担感の軽減に役立ちます。認知症家族会でも似た活動があります。

　本人の生活や治療に関する支援を包括して提供する**ACT**（包括型地域生活支援プログラム）や、ケアを統合する**ケアマネジメント**の手法にも、同じ技法が活かされています。

個人と周りとのつながり 図

システムズアプローチ

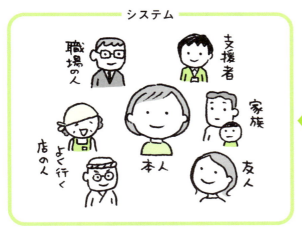

本人へのアプローチだけではうまくいかない

↓

全体へアプローチすると現実的な支援につながる
（例）
- 一緒に夕食を食べる
- 本人が宿題するときには家族も頑張ることを決める
- できなかったときの罰ゲームを考え実行する

家族心理教育

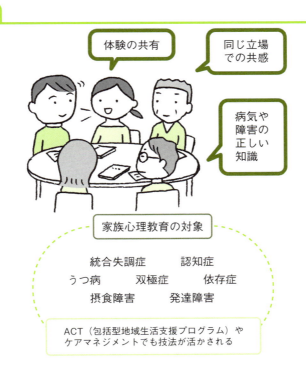

体験の共有

同じ立場での共感

病気や障害の正しい知識

家族心理教育の対象

統合失調症　認知症
うつ病　双極症　依存症
摂食障害　発達障害

ACT（包括型地域生活支援プログラム）やケアマネジメントでも技法が活かされる

06 周りとの関係に注目する心理療法

07

当事者ならではの心理療法

🟩 当事者同士で支えあう

　当事者ならではの心理療法には、同じ経験のある人たちが体験を共有し支え合うものや、当事者が支援者の立場になってサービスを提供するものがあります。病院や施設の中だけでなくさまざまな場所で行われており、これらの活動は心理療法とはいわれていないものも多くありますが、どれも心理的な支援に大きく役立っています。

　集団で行われると、参加者は自分と同じような体験談を聞くことができ、悩んでいるのは自分だけではないと実感でき、孤独感が和らぎ力づけられます。自分の体験談がみんなに役立つと実感する体験もできます。病気や障害などの体験がある人がリーダーになると、参加者にとっては回復に希望を見出せるモデルとなります。また、リーダー自身も参加者から学ぶ機会となります。

🟩 当事者が支援のリーダーとなる

　同じ体験がある人が集まり、支えあうグループを**自助グループ**といいます。アルコール依存症の断酒会やAA（アルコホーリクス・アノニマス）などの依存症や、統合失調症、うつ病、双極症などの自助グループのほか、病気や自死のために家族を亡くした人たちの遺族会、犯罪被害者の会、性的マイノリティの会などさまざまな活動があります。

　昔は、当事者は専門家のアドバイスに従ってサービスを受けるべきだとされていましたが、今は当事者がサービスの提供や提言に積極的にかかわるようになってきました。**元気回復行動プラン**は、健康維持や回復に役立つ行動プランをつくる方法で、病気を体験した当事者がファシリテータとなるのが特徴です。このほかに、精神科医療や障害福祉サービスで、当事者がピアスタッフとして働くことも増えてきました。

ピアサポートを活かす　図

ピアサポートが行われている分野

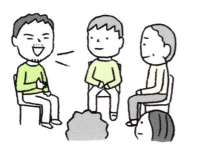

- アルコール依存症
- 統合失調症
- ギャンブル依存症
- 発達障害
- 薬物依存症
- がんや慢性疾患

自助グループ

断酒会
AA（アルコホーリクス・アノニマス）
DARC（ダルク：Drug Addiction Rehabilitation Center）

統合失調症や発達障害などの家族会でもピアサポート活動があります

元気回復のための六つのプラン

1. 日常生活管理プラン
2. 引き金に対処するプラン
3. 注意サインに対処するプラン
4. 調子が悪いときのプラン
5. クライシスプラン（危機的な状況に対応するプラン）
6. 危機から脱したときのプラン

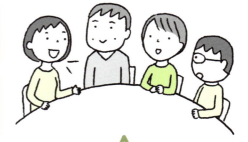

話し合いの進行役であるファシリテーターも当事者が担当するので、参加者の回復モデルになる

元気回復行動プランは「Wellness Recovery Action Plan」の頭文字をとってWRAP（ラップ）と呼ばれています。

07 当事者ならではの心理療法

第2章参考文献

- 山崎篤『みんなの精神分析：その基礎理論と実践の方法を語る』遠見書房，2023．
- 竹田伸也「『認知療法・マインドフルネス・潜在的価値抽出法ワークブック』セラピスト・マニュアル」遠見書房，2021．
- 熊野宏昭『新世代の認知行動療法』日本評論社，2012．
- スコット・ミラー，インスー・キムバーグ著，白木孝二訳『ソリューション−フォーカスト・アプローチ：アルコール問題のためのミラクル・メソッド』金剛出版，2000．
- ステファン・ロルニック，ウィリアム・ミラー，クリストファー・バトラー著，後藤恵，荒井まゆみ訳「動機づけ面接法 実践入門：『あらゆる医療現場で応用するために』」星和書店，2010．
- 東豊『新版 セラピストの技法 システムズアプローチをマスターする』日本評論社，2019．
- 増川ねてる，藤田茂治『WRAPを始める！—精神科看護師とのWRAP入門』精神看護出版，2018．

第 3 章

うつ病の心理療法

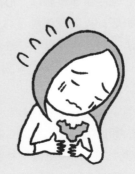

01 うつ病とは

🟢 うつ病とはこんな病気

うつ病とは、心のエネルギーが減ってしまって本来の自分の力が出なくなり、それまでの生活がうまくできなくなる病気です。症状には、気分が沈んでしまう「**抑うつ気分**」か、好きだったことに興味が湧かなくなったりニュースに関心がもてなくなったりする「**興味または喜びの喪失**」のどちらかが必ずあります。また、心の症状だけでなく、頭痛、肩こり、便秘、動悸などの身体の症状もあります。

私たちがふだん体験する一過性の憂うつと異なり、うつ病による憂うつには次のような特徴があります。うつ病の症状は耐え難いほどつらく（**重篤度**）、ほぼ一日中いつでも症状があり（**不変動**）、2週間以上続きます（**期間**）。

うつ病を発症する割合は**約15人に1人程度**で、男性よりも女性に多くみられます。

🟢 発症に関係するさまざまな要因

うつ病を発症する要因は、**心因性**、**内因性**、**外因性**に分けられます。

仕事や家庭、人間関係などのストレスによる心理的負担のことを心因性といいます。遺伝で決まっている体質や神経伝達物質のバランスなど、その人の生まれもった要因を内因性といいます。脳卒中や脳炎など脳の病気を含む身体の病気や薬物の影響などを、外因性といいます。

近年、うつ病は増えているといわれますが、ストレスフルな現代社会における心因性の要因が影響していると考えられています。ただし、うつ病は心理的要因だけで発症するのではなく、身体の不調や社会的要因などさまざまな理由も関係しています。うつ病の治療に必要なのは十分な休養ですが、薬物療法と心理療法も重要な役割を担います。

うつ病とは　図

うつ病の症状

- **抑うつ気分**
  気持ちが沈む
  何の希望もない

- **興味または喜びの喪失**
  楽しくない
  関心が向かない

- **体重減少（増加）または食欲低下（増加）**
  食べたくない（食べたい）
  体重が減る（増える）

- **不眠または過眠**
  眠れない
  眠りすぎてしまう

- **精神運動の障害（焦燥または制止）**
  イライラ・ソワソワ
  口数が少なくなる

- **疲労感または気力の減退**
  疲れやすい
  動くのが億劫

- **無価値感または罪責感**
  自分は価値がない
  周りに申し訳ない

- **思考力や集中力の減退または決断困難**
  考えがまとまらない
  決められない

- **死についての反復的思考**
  消えてなくなりたい

うつ病による憂うつの特徴

- 重篤度：耐え難いほどつらい
- 不変動：ほぼ一日中いつでも症状がある
- 期間：症状が２週間以上持続する

ふだん体験する憂うつは……
生活はいつもどおりできる
一日中ではない
数日か1週間くらいで治る

02 うつ病の事例

▶ Aさんの場合

　Aさんは、今の会社に勤めて5年目になります。完璧主義な性格で、人前で弱音を吐かない人でした。あるとき、上司から新しいプロジェクトを任されたAさんは、「このプロジェクトは絶対に失敗してはならない。そんなことをしたら、上司の信頼を失って自分はダメ社員のレッテルを貼られてしまう」と思いました。そのため強いプレッシャーを感じ、少しでも早く結果を出そうと、毎日遅くまで会社に残って残業しました。プロジェクトはうまく進んでいたのに、Aさんは「全然結果が出せていない。本当に自分にこのプロジェクトが担えるのか」と考えるようになり、徐々に自信を失っていきました。そのうち、**眠れない、食欲がわかない、頭が回らず仕事に集中できない**などの症状が現れました。さらに、**「職場に大きな迷惑をかけている」**と自分を責めるようになり、「自分はいっそのこといなくなったほうがよいのでは」とさえ考えるようになりました。

▶ くよくよと考え込んで、ますます悪化していく

　Aさんは、家でもふさぎ込むことが目立つようになり、趣味のネット動画も楽しめなくなって観るのをやめてしまいました。心配したパートナーの勧めで精神科を受診したところ、うつ病と診断され3か月間の休職の診断書が出されました。主治医からは、「頭を休めることが大事。くよくよ考えずにすむのなら、外に出て散歩するなど、好きなことをしたらよい」と伝えられました。けれども、「働きもせず外をぶらぶらしている自分のことを、近所の人は悪く思わないだろうか」と気にしてしまい、家で過ごしていました。家にいても何もする気が起きず、そうした自分を**「役立たずの無価値な存在だ」と考えてしまい**、気分はますます沈んでしまいました。

Aさんの事例より 図

Aさんとパートナー

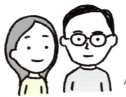

Aさん（34歳・女性）　　パートナー（32歳・男性）

うつ病が悪化していく過程

〔仕事をきっかけに発症〕
新しいプロジェクトに責任感をもって取り組む
「結果が出せていない」と考え、自信を喪失
身体症状（眠れない、食欲がわかない）が出現（発症）

〔診断前後〕
家でふさぎ込む（パートナーの勧めで受診）
精神科でうつ病と診断。3か月間の休職

〔休職後〕
世間体を気にしてひきこもる
役立たずの無価値な存在だと思い込む→ますます落ち込む

本章で学ぶ心理療法／技法
支持的心理療法➡P.40　　認知療法➡P.42
行動活性化療法➡P.44　　対人関係療法➡P.46
マインドフルネス➡P.48
アクセプタンス＆コミットメント・セラピー➡P.50

02 うつ病の事例　37

03 うつ病のアセスメント

▶ 自死リスクを評価

　うつ病では、死にたくなってしまう気持ち（**希死念慮**）が起こることがあるため、アセスメントでまず重要なのは**自死リスクの評価**です。特に、やたらと自分を責める罪責感と、「生きていてもよいことはない」と考えてしまう絶望感が重なると、自死リスクは高まります。自死の危険性が高いときには、精神科への入院などで本人を守ることが優先されます。その上で、仕事や家庭、人間関係など、その人の生活にかかわる諸体験に目を向けて、発症に関してどのようなストレス要因があったかを具体的に把握します。うつ病の経過が長い人では、これまでによくなったときと悪くなったときのきっかけを聞いておきましょう。**病気が悪くなるパターン**を理解でき、**回復を支える資源**を見つけやすくなります。

▶ うつ病をひどくする認知をとらえる

　うつ病の人の考えには、「**完璧主義に伴う主観的失敗体験**」「**達成感の低下と自尊感情の喪失**」「**自責的思考に伴う自己否定**」「**悲観的思考の反すうに伴う疲労の蓄積**」といった特徴がよくあります。ネガティブな思考を繰り返すと、うつ病は悪化し再発しやすくなるため、本人がどのように考えやすいかを知っておきましょう。

　ふだんの生活パターンについては、睡眠や食生活、日中の活動の様子を詳しく聞きます。また、助けてくれる人やトラブルになりやすい人など、人間関係も聞きます。こうした情報は、病気の憎悪因子を知り、回復を助ける保護因子を見つける材料となります。

　このほか、重症度をはっきりさせたり、心理療法をはじめとした治療効果の評価を行ったりすることなどを目的として、心理検査を行います。

うつ病の人の思考の特徴　図

うつ病でみられる考え方の特徴

①完璧主義に伴う主観的失敗体験

完璧が善し悪しの基準となるので、「あれもダメ」「これもできなかった」とどんどん減点思考となり、主観的な失敗体験を重ねる

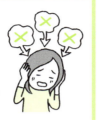

②達成感の低下と自尊感情の喪失

自分が有意義なことができていると思えなくなり、それに伴い自尊心が低下する

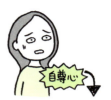

③自責的思考に伴う自己否定

「自分が悪かった」「自分は役に立たない」などと考え、自分に価値がないように思う

④悲観的思考の反すうに伴う疲労の蓄積

気になることに注意が偏り、それが引き金となりマイナス思考が繰り返し浮かび、結果として心身が疲弊する

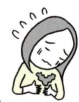

保護因子（回復を支える資源）と増悪因子（うつ病が悪くなる要因）

これまでの経過でよくなったとき

どんな出来事があった？　どんなことをしていた？　どんな人間関係があった？

➡ 回復を助ける保護因子

これまでの経過で悪くなったとき

どんな出来事があった？　どんなことをしていた？　どんな人間関係があった？

➡ 病気を悪くする増悪因子

03　うつ病のアセスメント　39

04 支持的心理療法

■ その人なりの適応を支える

　支持的心理療法は、困難な状況にある人の心を支える方法です。その大きな特徴は、考え方や行動を変えようとするのではなく、**その人なりのやり方や人生への向き合い方を支える**ことです。支援者には、業務上の約束事や一般的な価値観で判断せずに、その人の語りを受け止め、その人の感情に寄り添って深く理解するというかかわり方が求められます。

　支持的心理療法の効果は、本人の自己評価が回復するとともに、現実と折り合いながら暮らしていくための**自信を強める**ことです。それによって、その時々に応じた適応能力が発揮できるようになります。

■ あらゆる心理療法の基本

　症状が強いときには、支持的心理療法だけで回復するわけではありません。しかし、自分の体験やありようを支持されることで**治療意欲**が高まり、行動や考え方を変えることを目指した積極的心理療法に向かうこともできるようになります。支持的心理療法における治療的態度は、**あらゆる心理療法の基本**といえるでしょう。

　うつ病は本来の力が発揮できなくなって、社会的、経済的な停滞を体験し、すぐには回復しないことも多い病気です。そうした状態をネガティブにとらえてしまうと、自己評価がますます下がり、症状がひどくなります。だからこそ、その時々の本人の苦しさに寄り添い、支えるという短期的なかかわりに加えて、経過の長さに伴う苦悩にも気を配ることが大切です。**本人が絶望することのないよう、その人をねぎらい支持する**という長期的な視点をもつためにも、支持的心理療法は重要です。

支持的態度は心理療法の基本　図

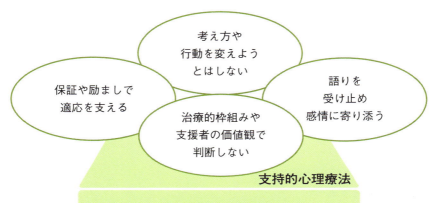

- 考え方や行動を変えようとはしない
- 保証や励ましで適応を支える
- 語りを受け止め感情に寄り添う
- 治療的枠組みや支援者の価値観で判断しない

支持的心理療法

あらゆる心理療法の基本

その人の体験を評価せずに、当然のこととして承認する

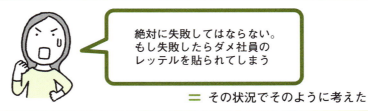

絶対に失敗してはならない。もし失敗したらダメ社員のレッテルを貼られてしまう

＝ その状況でそのように考えた

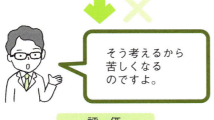

そう考えるから苦しくなるのですよ。

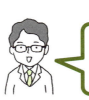

そのときは、そう思えてしまったのでしょうね。

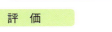

評　価
＝

その状況では当然のこととして承認する
＝

結果
自己評価がますます低下する

結果
自己回復力が支えられる

04 支持的心理療法

05 認知療法

考えが気分を左右する

認知療法とは、「考えがその人の気分を左右する」という**認知モデル**に基づいて、その人の認知（考えやイメージ）に注目し、それを変えることで問題解決に役立てる心理療法です。米国の精神科医**アーロン・ベック**により、うつ病の治療法として開発されました。ベックは、うつ病の人は自己・世界・将来という3領域でネガティブに考えてしまいやすいと考えました（**認知の三徴**）。それには、状況の解釈や理解の仕方が偏っていること（**認知の歪み**）が関係しています。

認知療法では、抑うつ気分の基となる**勝手に生じる考え**（**自動思考**）と、それに影響を及ぼす認知の歪みを見つけます。そして、自動思考を合理的な思考に変える力を養うことで、うつ病からの回復を目指します。

手順をはっきりさせて考えを変えやすくする

支援者は、問題を解決するために本人と協力し（**協同的経験主義**）、認知療法のやり方を教え（**心理教育**）、「**ソクラテスの質問**」（➡ P.139）といわれるような気づきを促すための会話を通して、本人が自分で考えを変えられるようにかかわります。

具体的には、自動思考の**妥当性**（その考えに根拠はあるか、矛盾する点はないか）と**有用性**（その考えのメリットとデメリット）に注目します。こうして詳しく思考を見つめなおすと、その影響力が下がって合理的な考えが見つかりやすくなります。

また、その回で話し合う話題（**アジェンダ**）をはっきりさせて、問題解決のためにふだんの生活で取り組む課題（**ホームワーク**）について話し合い、最後にまとめて終わるという決まった順序で面接を行います。

マイナス思考を変える力を育てる 図

認知の歪みのよくあるパターン

①全か無か思考	「100点以外はみんな0点」のように物事を白か黒かで考える	Aさん：全然結果が出せていない
②選択的抽出	ネガティブなフィルターを通して物事を見て、悪い面ばかり目につく	
③レッテル貼り	物事や人に、否定的で極端なレッテルを貼ってしまう	Aさん：自分は役立たずの無価値な存在だ
④過大評価・過小評価	短所や失敗は大きさに、長所や成功は小さく考える	Aさん：自分はこのプロジェクトを担えない
⑤すべき思考	自分や他人に対して、「〜すべき」「〜でなければならない」と思い込む	Aさん：このプロジェクトは絶対に失敗してはならない
⑥自己関連づけ	よくない出来事を、さほど関係なくても自分のせいにする	
⑦過度の一般化	わずかな根拠で「いつもこうなる」のように、あらゆる出来事が同じ結果になると一般化しすぎる	
⑧結論の飛躍	将来を悪く先読みしたり、顔色から相手の考えを深読みしたりと、根拠なく思いつきを信じ込む	Aさん：働かず外をぶらぶらしたら、近所から悪く思われる

Aさん：失敗したら上司の信頼を失ってダメ社員のレッテルを貼られる

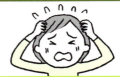

認知モデルと認知療法

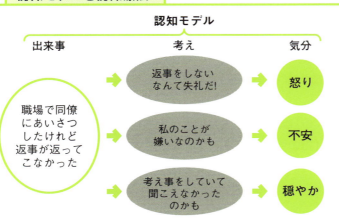

認知モデル

出来事 → 考え → 気分

職場で同僚にあいさつしたけれど返事が返ってこなかった

- 返事をしないなんて失礼だ！ → 怒り
- 私のことが嫌いなのかも → 不安
- 考え事をしていて聞こえなかったのかも → 穏やか

認知療法

考えの妥当性
そう考える根拠は？
その考えの矛盾点は？

考えの有用性
そう考えるメリットは？
そう考えるデメリットは？

問いかけを通してマイナス思考の影響力を下げ、合理的思考を見つける

05 認知療法

06 行動活性化療法

▶ 抑うつを強めてしまう行動パターンを変える

行動活性化療法は、気持ちをつらくしている行動パターンと、望ましい体験をもたらす行動パターンを明らかにして、行動パターンを変えることによってうつ病の回復を助ける心理療法です。行動活性化療法では、行動が**「嫌なことを避ける」（負の強化）**というパターンばかりになり、**「好きなことに向かう」（正の強化）**というパターンが少なすぎると、抑うつ症状が悪くなってしまうと考えます。そして、行動の引き金となる**「きっかけ」**と、行動を強める**「結果」**に注目して、嫌なことを避けるパターンから好きなことに向かうパターンに置き換わるように援助します。

▶ 好きなことに向かうパターンを増やす

Aさんには、自宅療養中に「働いていないのに外出すると近所から悪くみられる」と恐れ（きっかけ）、外出を避けて家で過ごす（**回避行動**）ことで、恐れが解消される（結果）という行動パターン（負の強化）があります。家では横になって過ごしますが、それが「役立たずの無価値な存在」という考えを生み出し、抑うつを強めています。さらに「こんなに気分が重いと何もできない」と考え、横になって過ごすという悪循環に陥っているようです。

そこで、達成感や楽しさを感じられる行動が増えるように活動スケジュールを立てます。**行動が好きなことに向かう（正の強化）パターンとなって本人の価値観に見合った行動ができるように**、行動の幅を広げていくように援助します。基本的に考え方を変えようとはしない心理療法ですが、うつ病に対しては、ネガティブな思考を積極的に変えていく認知療法とともに効果があるとされています。

行動パターンを変えて回復を支える 図

近所の人から悪く見られることを恐れる（きっかけ）　→　外出を避けて家で横になって過ごす（回避行動） 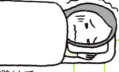　→　恐れが解消される（結果：**負の強化により、回避行動が維持される**）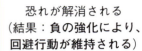

↓

抑うつを強める　←　自分は役立たずの無価値な存在だ

という考えが浮かびやすくなる

【抑うつを強める行動パターン】
- 嫌なことを避ける行動が多い（負の強化）
- 避けることが中心なので充実感や満足感が得られない
- 自分を否定するようなネガティブな考えが繰り返されやすくなる

【抑うつを弱める行動パターン】
- 好きなことに向かう行動を増やす（正の強化）
- 気分がよくない時間帯にしていた行動を正の強化による行動に置き換える
- 身近なことから自分の大切にしたい価値へと、好きなことへのアクセスを徐々に広げる

パートナーと一緒に映画を観る（楽しめる行動） 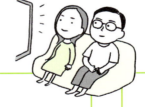　⇒　充実感や満足感（**正の強化により、行動の幅が徐々に広がる**）

↓

抑うつが弱まる

06 行動活性化療法　45

07 対人関係療法

▶ 重要な人との関係に注目

　対人関係療法とは、その人にとって大切な人との関係に注目し、対人関係と症状とのつながりを理解して、問題解決の方法を見つける心理療法です。うつ病の治療法として始まりましたが、摂食障害や双極症、PTSDなどさまざまな精神疾患にも使われています。治療は短期間で終わりますが、その効果は長期的に続くとされています。

　私たちは、社会から排除されると生きづらくなってしまうので、身近な人との人間関係には敏感になります。そのため、身近な人との関係が悪くなるとうつ病のリスクが高まり、そうした状態が人間関係をさらに悪くするという悪循環を生み出します。

　対人関係療法では、このような悪循環について本人と一緒に考え、身近な人との関係性をよい方向に導くことで、悪循環から抜け出します。

▶ 四つの領域に焦点をあてる

　うつ病の治療場面では、まず病気を生物的、心理的、社会的な事情をふまえて理解します。そして、対人関係に注目して、「**大切な人を失った悲しみと十分に向き合えていない**」「**重要な他者との対人関係が悪くて八方塞がり**」「**社会的立場や身近な人間関係が変化するような出来事に見舞われる**」「**信頼のおける対人関係が築けていない**」といったことが、症状に深くかかわっていると考えます。なお、あらゆる対人関係を対象とするのではなく、その人にとって**重要な人**との、**現在**の関係を扱います。

　その後の面接では、その人の抱える問題や症状が、「**喪失体験**」「**役割の不一致**」「**役割の変化**」「**対人関係の欠如**」の四つのテーマのうち、どの領域に当てはまるのかを見極め、一つか二つを選んで治療が進められます。

対人関係に注目して問題解決を図る 図

対人関係の重要度

円の中央にいる人が、対人関係療法で扱う「重要な他者」となる

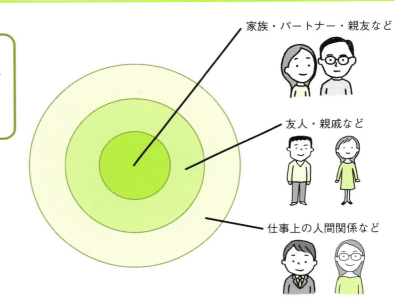

- 家族・パートナー・親友など
- 友人・親戚など
- 仕事上の人間関係など

対人関係療法で焦点をあてる四つの領域

喪失体験	大切な人を失った悲しみに十分に向き合えていない
役割の不一致	重要な他者との間で期待していることにズレが生じる
役割の変化	生活上の変化になじめていない
対人関係の欠如	社会的に孤立している

07 対人関係療法

08 マインドフルネス

気づきが行き渡った状態をつくり出す

マインドフルネスは、仏教の考え方や瞑想を臨床に取り入れて、「今この瞬間の体験、目の前のことに関心をもち、現実をありのままに気づく」方法です。大切なのは「ありのまま」であり、自分の体験にあれこれ評価や判断を加えないことです。

マインドフルネスに基づく日々のワークを定期的に行うと、マインドフル（**気づきが行き渡った**）な状態がつくり出されます。そして、自分の心身に対する感覚が深まっていくのです。

脱中心化と注意の切り替えで抑うつを和らげる

Aさんは、ネガティブなことに注意が向きやすく、マイナス思考が繰り返し浮かんで、それがまた抑うつ症状を強めていました。それに対してマインドフルネスでは、呼吸に注意を向けるワークを行います。自分の注意が、呼吸することから思考や感情へとそれたのに気づいた場合、それらを**「ただ頭に浮かんだもの」**として優しく眺めた上で手放し、注意を呼吸に戻すというやり方です。このようにして、思考や感情に巻き込まれず物事を冷静に眺められるようになることを**「脱中心化」**といいます。

思考や感情を追いかけず、ゆっくりと注意を呼吸に戻すという体験によって、**注意の切り替え**が少しずつうまくなります。そのうちマイナス思考が浮かんだとしても、それと距離を置いて冷静に眺められるようになり、思考に引きずられて気持ちがふさぎ込む状態から抜け出すことができるようになります。こういったことが、抑うつ症状を和らげるのに効果があると考えられています。

マインドフルネス呼吸法 図

① 床に胡坐で座り（または椅子に座る）、軽く目を閉じる。背筋を伸ばし姿勢を安定させる

② 鼻、胸、腹など呼吸をもっとも感じられる場所に注意を向け、呼吸に伴って生じる感覚を味わう。息を吸って息を吐くことに注意を向けるが呼吸をコントロールする必要はない

③ 呼吸から注意がそれたのに気づいたら、注意がそれた対象を優しく認め、ゆっくりと呼吸に戻る。例えば頭に浮かぶ考えに注意がそれたら、「そう考えたんだね」と心で唱える

④ 注意がそれるのは心の自然なはたらきなので、ダメだと思わなくてよい。
どこに注意がそれたか優しく認め、呼吸にゆっくりと注意を戻すことを繰り返す

⑤ 時間制限はないが、気になるなら5〜10分タイマーをセットする。
ゆっくりと目を開き、終了する

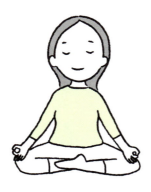
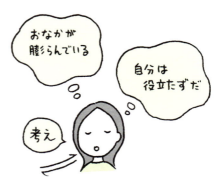

09 アクセプタンス＆コミットメント・セラピー

▶ 人生を豊かにするためのアプローチ

アクセプタンス＆コミットメント・セラピー（Acceptance and Commitment Therapy：**ACT**）は、認知行動療法の新しい方法の一つです。避けられない苦悩をなくそうとせずに受け止め（**アクセプタンス**）、自分の大切にしたい価値に沿って行動することで（**コミットメント**）、人生を豊かにすることを目指します。

ACT では、私たちの苦悩が深まるのは、六つの**心理的非柔軟性**に陥っているためだと考えます。例えば、嫌な思考や感情を避けようする「**体験の回避**」は、逆に嫌な体験を強めてしまいます。また、「私は価値がない」というように自分を窮屈な枠に押し込める「**概念としての自己**」への囚われや、そうした思考と現実を結びつける「**認知的フュージョン**」によって、抑うつ症状が強まってしまいます。

▶ 心理的柔軟性にかかわる六つの力

ACT では、「不快な思考や感情を取り除くことはできない」と気づくこと（**創造的絶望**）からスタートします。そして、心理的非柔軟性の六領域で、それぞれ心理的柔軟性の力を養います。「**『今この瞬間』との接触**」では、今の体験に意識を向けます。「**アクセプタンス**」では、心をオープンにして不快な思考や感情をあるがままに受け止めます。「**脱フュージョン**」では、自分の思考と距離を置き冷静に眺めます。「**文脈としての自己**」では、文脈によって柔軟に変わる自分を体験します。こうしたプロセスは、主にマインドフルネスを学び実践して進めます。次に「**価値**」で自分が大切にしたいことをはっきりさせ、「**コミットされた行為**」で価値に沿って実際に行動します。ACT はこれら六つのコアプロセスにより、抑うつから抜け出し、自らの人生を豊かにする心理療法です。

苦悩を受け止め、価値に沿って行動する　図

ACTで高めることを目指す六つのコアプロセス

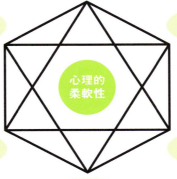

『今この瞬間』との接触
今ここでの体験を味わう

コミットされた行為
価値に沿って行動する

価値
大切にしたいことを知る

文脈としての自己
その時々の自分を体験する

脱フュージョン
思考と距離を置く

アクセプタンス
オープンに受け止める

心理的柔軟性

Aさんの場合のACT実践

「自分は無価値な存在だ」という考えを通して落ち込む

→

「自分は無価値な存在だ」と思ったんだと、考えそれ自体を眺める

→

マイナス思考からの脱却

大切にしたい価値を知る
↓
パートナーとの人生を大切にしたい

→

その価値に沿って、パートナーと楽しめる行動をしてみる

→

心が満たされる

09 アクセプタンス＆コミットメント・セラピー

第3章参考文献

- 竹田伸也「『マイナス思考と上手につきあう認知療法トレーニング・ブック』セラピスト・マニュアル」遠見書房，2012.
- クリストファー・R・マーテル，ミッシェル・E・アディス，ニール・S・ジェイコブソン『うつ病の行動活性化療法：新世代の認知行動療法によるブレイクスルー』日本評論社，2011.
- 水島広子「臨床家のための対人関係療法入門ガイド」創元社，2009.
- 大谷彰『マインドフルネス入門講義』金剛出版，2014.
- ラス・ハリス著，武藤崇ほか訳『よくわかるACT：明日からつかえるACT入門』星和書店，2012.

第 4 章

統合失調症の心理療法

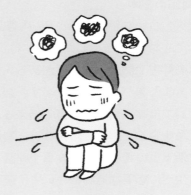

01 統合失調症とは

🟢 統合失調症とはこんな病気

統合失調症は考えがうまくまとまらず、考えや行動が他人から影響されるように思えて、生活がうまくできなくなる病気です。発症する割合は120〜130人に1人程度といわれています。10代後半から20代の若い人がなりやすいため、人づきあいや仕事などの社会体験が不足しがちになり、それが生活上の課題となります。

症状は、自分の考えや行動が他人に影響され、考えが他人に伝わってしまったと感じる**自我障害**や、考えがとぎれたり、現実にありえないことを直感的に信じ込んだりする**思考障害**が特徴です。また、聴覚などの感覚が過敏になることや、いないはずの人の声が聞こえるといった幻聴などの**陽性症状**や、意欲が湧かず感情がうまく表現できないといった**陰性症状**があります。そのほかには、判断が遅くなり、同時に複数のことをするのが苦手になるなどの、**認知機能障害**もみられます。

🟢 対応の基本

現実に合わない話には、その内容が正しいかどうかだけに気をとられずに、「そう思ったのですね」「そう感じたのですね」と、相手の考え方や体験を承認しましょう。

思考障害や認知機能障害がある人は、話題をうまく覚えておけないことがあり、話がそれてまとまりにくくなります。話し合いのときは、話題は一度に一つだけにして、専門用語ではなく簡単な言葉で伝えると、その場に応じた判断を助けられます。また、短い文章を書く、図表に示すなど、理解や判断を助けるかかわりを工夫しましょう。

生活支援の場面では、食事や睡眠などの健康に関する話題や、炊事や片づけといった日常生活に必要な活動について、現実的な対応を一緒に考えることも大切です。

統合失調症の症状とかかわり方 図

統合失調症の症状

考えがまとまらない
- 途切れる
- 関係ないことが浮かぶ

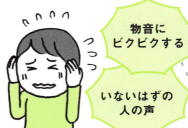

物音にビクビクする

いないはずの人の声

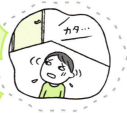

考えを知られてしまう

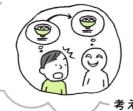

考えが入ってくる

感情がうまく出せない

生活のしづらさ
- 判断が遅くなる
- 同時にやるのが苦手

かかわり方の基本

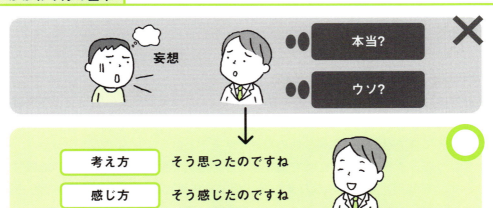

妄想 / 本当? / ウソ? ×

| 考え方 | そう思ったのですね |
| 感じ方 | そう感じたのですね |

○

POINT
- 話題は一度に一つ
- 簡単な言葉を使う
- 図や絵を描いて見てわかるようにする

01 統合失調症とは

02 統合失調症の事例

▶ Bさんの場合

　Bさんは高校2年生の頃、他人の表情やささいな物音が気になるようになりました。卒業後は専門学校に進学しましたが、授業に集中できず、**周りの人に自分の考えが知られているのでは**ないかと気になって、自分の部屋に閉じこもるようになりました。心配した両親と一緒に精神科を受診し、統合失調症と診断されました。処方された**抗精神病薬**を飲みましたが、自分が気になっていることを指摘してくる**幻聴**や、「みんなが自分を見て笑っている」と信じてしまう被害**妄想**はよくなりませんでした。次第に「自分の考えが抜き取られて、世界の情報が脳に直接伝わってくる」といった妄想が増えて、生活がうまくできなくなり、入院して治療を受けることになりました。

▶ 症状があっても普通の生活ができる

　Bさんは「自分は病気ではないから薬は飲まない」と薬物療法に応じず、**作業療法**として行う運動やカラオケなどの活動にも出ませんでした。食事で食堂に出る以外は、自分のベッドで寝て過ごし、職員や他の患者と話そうとはしませんでした。

　1年経ったところで、精神症状を抱えながらも地域で生活できるように、**地域移行支援**サービスを利用するようになりました。相談支援事業所の精神保健福祉士が主体となって、Bさんも参加して多職種による**ケア会議**が開かれました。

　Bさんは退院してグループホームに入所し、リハビリテーションのために**デイケア**と**就労継続支援**B型事業所に通いました。次第にふだんの生活に慣れて、**障害者雇用**を経験して仕事に自信をつけ、今では食料品店で週4日パート勤務をしています。最近では、グループホームから引っ越すために、アパートを探しているところです。

Bさんの事例より　図

Bさんと家族

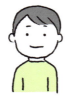
Bさん（19歳・男性）

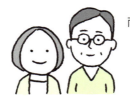
両親（ともに50歳）

統合失調症が悪化していく過程

〔発症〕
高校2年生頃、他人の表情や物音が気になる
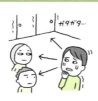

専門学校で、「自分の考えが知られている」と思いこみ閉じこもる

〔受診〕
統合失調症と診断されて薬を飲んだが症状はよくならず入院
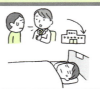

〔入院➡グループホームへの入所〕
薬物療法も作業療法も気がのらない
地域移行支援サービスを活用して地域へ
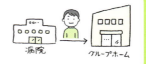

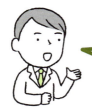

本章で学ぶ心理療法／技法

認知行動療法➡P.58　社会生活スキルトレーニング（SST）➡P.60
認知矯正療法➡P.62　心理教育・家族教室➡P.64
オープンダイアローグ➡P.66　元気回復行動プラン（WRAP）➡P.68

03

精神疾患の症状への認知行動療法

▶ 考え方が気分を左右する

　音や雰囲気に敏感になってしまう症状や、不安や恐怖などの感情を自分でコントロールするのは難しいことです。そこで役立つのが「考えがその人の気分や症状を左右する」という**認知モデル**によって、考え方やイメージ（**認知**）に注目する**認知行動療法**です。

　認知行動療法では、幻聴などの症状を変えるのではなく、症状に対してどう考えたら気持ちが楽になるのかに注目します。具体的には、考え方と気分や症状との関係を理解する、つらいときに陥りやすい考え方のクセを見つける、別の考え方を見つけていつものパターンと比べる、別の考え方を実際の場面で試す、その効果を振り返る、という順序で進めます。認知行動療法は考え方に注目するだけでなく、症状があるときや気分がすぐれないときには何をするとよいのか、**行動にも注目**してその人の適応を支えます。

▶ いろいろな考え方ができると楽になる

　Bさんには、自分のことを悪く言われていると思いこんでしまう妄想や、そのように聞こえる幻聴がありました。妄想や幻聴を「本当にそのとおりだ」と考えると、自信をなくして不安になり、周りの人とうまくいかなくなることがわかりました。そこで、**声が聞こえてきたときには、「本当は違うかも」「DJだと思って聞き流そう」と考えてみる**ようにしました。すると不安が減り、人づきあいが少し楽になってきました。

　一人でいて誰とも話さないと、自分を悪く言う声が聞こえやすいようでした。そこで、少し気が乗らなくても病棟の作業療法に出てみて、気分や症状に違いがあるかに気をつけてみました。そして、ほかの人に声をかけるなど、行動を少しずつ変えてみると、話をする機会が増えて気持ちが楽になり、症状も少しずつよくなっていきました。

考え方や行動に着目して変化を起こす 図

認知モデル＝考えがその人の気分や症状を左右する

① つらい気分や症状に陥りやすい考え方のクセ（いつものパターン）を見つける

② ①とは違う考え方を見つけて、いつものパターンと比べる

③ ②の考え方を実際の場面で試す

④ その効果を振り返る

つらい気分や症状のときに何をするとよいのか、行動にも注目

Bさんの場合

考え方へのアプローチ

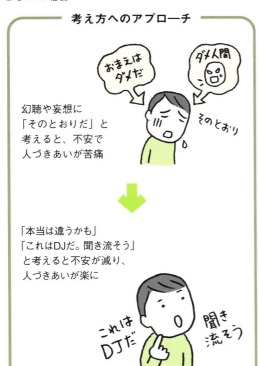

幻聴や妄想に「そのとおりだ」と考えると、不安で人づきあいが苦痛

「本当は違うかも」「これはDJだ。聞き流そう」と考えると不安が減り、人づきあいが楽に

行動へのアプローチ

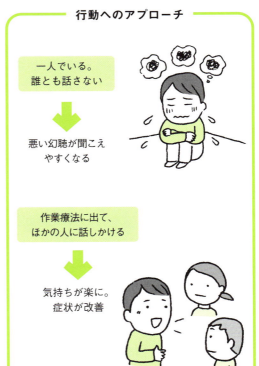

一人でいる。誰とも話さない

↓

悪い幻聴が聞こえやすくなる

作業療法に出て、ほかの人に話しかける

↓

気持ちが楽に。症状が改善

03 精神疾患の症状への認知行動療法

04 社会生活スキルトレーニング

▶ 生活に必要なスキルを学ぶ

社会生活スキルトレーニング（Social Skills Training：**SST**）は、学習理論などの行動にかかわる理論をもとに、人づきあいなどの社会生活に必要な**スキル**（技能）を身につける心理療法です。英語の略称である「**SST**」と呼ばれることが多く、かつては生活技能訓練といわれていました。医療機関では、入院生活技能訓練療法という名称で行われており、精神科リハビリテーションの代表的な方法でもあります。

SSTでは、統合失調症の人が困りやすい場面で具体的にどうしたらよいかを、実際の場面を再現するロールプレイを行って解決法を話し合うなど、必要なスキルを習得しやすいように工夫されています。服薬や症状を自分で管理するスキルを学ぶものも開発されています。個別でもできますが集団で行われることが多く、参加者のさまざまな意見を聞いたり、ほかの人のやり方を見たりして学びを深めます。

▶ 行動を分析し、できるところから取り組む

Bさんは、ほかの人から自分のことが笑われているように感じたり、「お前はダメだ」という声が聞こえたりして、自分から他人に声をかけられなくなっていました。SSTでそのことを話すと、Bさんは声をかける際にまず相手の表情に気をとられて、その直後に自分のことを悪く言う幻聴が聞こえるので、声をかけずに立ち去っていたと気づきました。そこで、表情に気をとられる前に声をかける練習をしてみました。すると、みんながよいところをほめてくれて、続けてみようという気持ちになりました。そうやってSSTを繰り返すと自然にあいさつができるようになり、ふだんの表情もよくなって、幻聴などの症状があっても次第に気にならなくなっていきました。

社会生活における対応力　図

コミュニケーションに必要なスキル

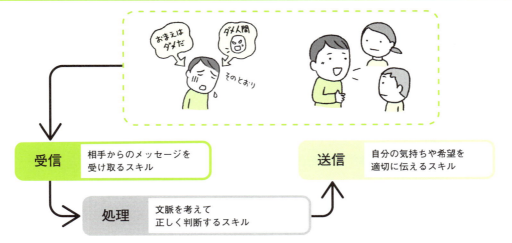

- **受信**：相手からのメッセージを受け取るスキル
- **処理**：文脈を考えて正しく判断するスキル
- **送信**：自分の気持ちや希望を適切に伝えるスキル

順序立てて学ぶ

手順	概要	Bさんの場面
状況の分析	いつ、どこで、誰と、どんなふうに	ほかの人と話そうとすると幻聴に邪魔される
練習することを決める	その場面で役立つスキルの決定	病棟のホールにいる人と普通にあいさつしたい
ドライラン dry run	いつもの様子をやってみる（ロールプレイ）	声をかけようとするが表情が気になり立ち去る
正のフィードバック	ロールプレイでできていたことを見つけてほめる	相手をよく見た。表情が自然。相手の都合を考えられた
よりよくする方法を考える	状況に合わせてできそうなことを話し合う	「おはようございます」と時間帯に合ったあいさつをする
モデリング	お手本としてほかの人のロールプレイを見る	「○○さん」と相手の名前を呼びかけていてよいと思った
実際にやることの練習	再びロールプレイをして、正のフィードバックを受ける	自然に声をかけられた。視線が合い表情がよかった
宿題を決めて実行	いつ、どこでやるか決めて、やってみた結果を報告	朝、病棟のホールに出たとき、座っている人にあいさつができた

04　社会生活スキルトレーニング

05 認知矯正療法

▶ 生活に関係する脳のはたらきを改善

　私たちが何かに取り組むときには、覚えた情報を思い出す（記憶力）、状況を適切に判断する（判断力）、物事に集中する（注意力）、段取りよく計画を立てる（遂行力）といった、さまざまな能力を使います。こうした脳のはたらきを**認知機能**といい、統合失調症ではいずれかがうまくはたらいていないことがあります。そうした認知機能の低下を補ったり改善したりする方法が**認知リハビリテーション**です。

　なかでも、統合失調症における認知機能の改善を目的とした心理療法として注目されているのが、**認知矯正療法**です。これには、ゲームを用いて注意力や判断力などの認知機能を改善する進め方と、グループの参加者同士で体験を分かち合う進め方があります。対人関係などの社会生活に必要な社会認知機能を伸ばすために、**スキット**（Social Cognition and Interaction Training：SCIT）という方法も開発されています。

▶ 記憶力や判断力の改善を目指す

　Bさんは、元気な頃には簡単にできていたはずの作業でも手順が覚えられず、何かを頼まれてもどこから手をつけたらよいのかわからず混乱し、自信をなくしていました。

　そこで、仕事に求められる記憶力や、何を優先するのかの判断力を伸ばすために、パソコンを使って目的に合ったゲームを選んで練習しました。治療者は、Bさんの記憶力や理解力の低下を補うために、短い文章で具体的に話すよう心がけました。

　Bさんは、退院後はデイケアに通い、パソコンゲームによる認知矯正療法を続けました。そして、就労継続支援B型事業所を利用し、作業場面では一つずつ指示をしてもらうことで、さまざまな仕事ができるようになり、徐々に自信をつけていきました。

認知機能を直接改善

認知機能

1.記憶力	2.判断力	3.注意力
4.遂行力	5.言語力	6.計算力

↓

統合失調症などの疾患では、認知機能が低下 ➡ 日常生活への支障

認知機能の改善を図る＝認知リハビリテーション

代表的な認知リハビリテーション

認知矯正療法
➡ 1.ゲーム課題や、2.話し合いのセッションによって、認知機能を改善

スキット（Social Cognition and Interaction Training：SCIT）
社会認知ならびに対人関係のトレーニング
➡ 写真やビデオなどのツールを用いて対人関係を伸ばす
　話し合うことで体験を共有
　実生活での応用・対人関係の改善

治療者とBさんのやりとり

 病気になってからもの忘れが多くて、集中もできないんです

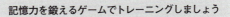 記憶力を鍛えるゲームでトレーニングしましょう

パソコンゲームでリハビリ中のBさん

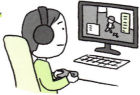

05 認知矯正療法　63

06 心理教育・家族教室

▶ 心理の情報を伝え治療に活かす

心理教育は、病気を体験している本人や家族に対して、気持ちや考え方などの心理に関する正しい知識や、心と身体の健康を保つ工夫などを伝える方法です。家族を対象とした場合は**家族心理教育**、複数の家族がともに学ぶ場を**家族教室**といいます。

統合失調症の心理教育には、問題点よりもよいところに注目する視点や、ストレスマネジメント、現実に役立つように行動を変える方法など、心理療法のさまざまな技法が応用されています。具体的には、脳のドパミンが多いと周りの情報が入りすぎて脳に誤作動が起き（**ドパミン仮説**）、その治療には薬が役立つと説明して、服薬への動機づけを高めます。また、ストレスを強く感じると症状が起きやすくなると説明して（**ストレス脆弱性仮説**）、上手にストレスに対応する方法を学びます。

▶ みんなで学ぶと楽になる

Bさんは、病棟の心理教育プログラムに参加しました。数人の患者と一緒に学び、自分のことを悪く言う声や、考えを抜き取られている感覚は、ほかにも体験している人がいるとわかりました。薬で治るとは思えませんでしたが、ドパミンを減らすのが治療だと理解し、安心して薬が飲めるようになりました。何よりも、自分の話をみんなが聞いてくれて、「わかる」「大変だったね」と言ってくれたのを嬉しく感じました。

Bさんの家族は、役場の障害福祉課が毎月開いている家族教室に出てみました。保健師や精神科医が講師のときには、今までは難しくて理解できなかった病気の症状や薬のことが、丁寧な説明でよくわかりました。また、ほかの家族の話を聞き、苦労し悩んできたのは自分たちだけではなかったと知って、ずいぶん気持ちが楽になりました。

心理面に配慮した教育　図

心理について学び治療に活かす

□ 受け入れられる雰囲気

□ 気持ちや体験の共有

□ 症状の悪化や再発の予防
・ストレスへの対処
・気持ちが楽になる考え方や行動

□ 健康的な生活
・睡眠習慣や運動習慣
・食習慣や嗜好品

□ 治療の動機づけ

□ リカバリー（回復）の知識

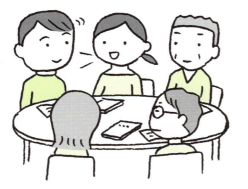

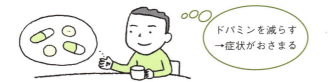

ドパミンを減らす→症状がおさまる

家族が変わると本人も変わる

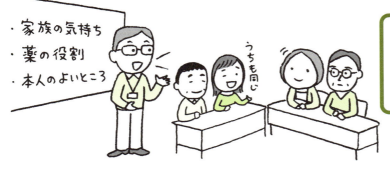

・家族の気持ち
・薬の役割
・本人のよいところ

うちも同じ

本人や家族の体験を尊重し、気持ちや考え方などの心理について伝えることで治療がうまく進み、みんなが楽になります。

06　心理教育・家族教室　65

07 オープンダイアローグ

▶ 本人がいるところでオープンに話し合う

オープンダイアローグ（Open Dialogue）は、支援計画などを決めるときに、本人を含めた関係者が集まってみんなで話し合う方法です。「今の状況を見てどう考えているか」といった意見を支援者同士で交わす様子を本人に見せる**リフレクティング**（reflecting）という心理療法の方法を用います。例えば、治療方針などの専門的なことでも職員だけで決めてしまわずに、本人の前で隠すことなく話し合います。立場や責任が違うと意見も異なるため、どうするかすぐには決まらないこともあります。しかし、結論を急がずに、曖昧で不安定な状況でも受け入れて、何度も話し合いを続けます。

この方法を開発したフィンランドのケロプダス病院では、==治療のなかにオープンダイアローグを組み込むことで、病気の再発率が減り使用する薬も減った==といいます。

▶ はっきりしない状況を受け入れる

Bさんは、退院してしばらくすると周りの人の態度が気になり、怒りっぽくなって部屋に閉じこもるようになりました。グループホームの職員は入院が必要だと考えましたが、Bさんは応じませんでした。職員から相談された訪問看護師は、就労継続支援の職員やグループホームに住んでいる人たちにも声をかけて、話し合いの機会をもちました。

その場では、Bさんの話をみんなで聞き、次にBさんの前でそれぞれが感じたことを話し合いました。その様子を見たBさんは、みんながどう考えているかわかって少し気持ちが落ち着きました。すぐには結論が出ないこともありましたが、何回か話し合ううちに、調子が悪いときは近くの公園まで散歩する、出かけるときには職員にあいさつする、といった目標を共有でき、状況は少しずつよくなりました。

対話による介入方法　図

オープンダイアローグ

1980年代にフィンランドの西ラップランド地方にあるケロプダス病院で開発された、統合失調症などへの治療的介入の手法

オープンダイアローグのルール

1：対話を続けるだけでよい

2：ノープランで臨む

3：1対1ではなくチームで臨む（3人以上が望ましい）

4：その人がいない場所で、その人の話をしない

5：リフレクティングを設ける

Bさんのリフレクティング

Bさん、訪問看護師、就労継続支援の職員、グループホームの住人などが話し合う

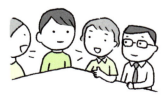

Bさんの話を聞き

Bさんの目の前で話し合う

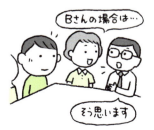

「調子が悪いときは近くの公園まで散歩する」「出かけるときには職員にあいさつする」ことを共有

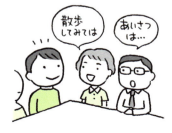

07　オープンダイアローグ

08 元気回復行動プラン(WRAP)・リカバリーモデル

■ 元気になる方法を話し合う

元気回復行動プラン（Wellness Recovery Action Plan：**WRAP**）は、精神疾患がある人が自らの健康を保ち、元気になるにはどうしたらよいのを学び実践する方法です。症状が悪くなるのを恐れて生活を制限するのではなく、健康を保つためにできることを知り、症状が悪くなりやすいきっかけに気づいて、そのときにできることを見つけるなど、自分に合ったやり方を具体的に書いておくのが特徴です（➡ P.30）。

WRAP は、病気の経験のある当事者が運営してグループで話し合う、ピアサポートの方法でもあります。当事者がリーダーとなると、参加者にとって「リカバリー（recovery ＝回復）は可能なんだ」という実感につながります。WRAP では、リカバリーには希望、責任、学び、権利を守る、支援を得る、という5要素が必要としています。ほかにも、希望をもち社会とのつながりが必要だとするリカバリーモデルが多くあります。

■ Bさんのリカバリー

B さんは、地域活動センターで開かれた WRAP に参加しました。司会は統合失調症で入院経験のある人で、そのことだけでも驚きだった B さんにとって、さらにお菓子を食べながら楽しい雰囲気で話し合う WRAP はとても印象的な会でした。

ほかの人の意見を聞くと、朝起きて顔を洗い朝食をとるといった何気ないことが健康に役立つと実感できました。また、テレビで悪いニュースを見てしまうと、自分のせいでそうなったと思い込むことにも気づきました。そこで、そのときには「すぐに自分の部屋で好きな音楽を聴いて休む」と決めて手帳に書きこみ、ときどき見直すことにしました。具体的な行動プランがあることが、リカバリーにつながっていきました。

さまざまなリカバリーモデル　図

リカバリーに必要とされる要素

WRAP　米国の当事者が開発

- Hope　夢や望みはかなうという希望
- Personal Responsibility　どう行動し始めるかは自分次第
- Education　学びを通じて自己決定
- Self-advocacy　健康とリカバリーを得る権利
- Support　欲しい支援を受けられ、提供もできる

CHIME（チャイム）　英国の研究者が開発

- Connectedness　みんなとつながっている
- Hope & optimism　希望があり楽観的
- Identity　ポジティブな自己像
- Meaning　意味のある人生
- Empowerment　ちからを伸ばす

医療者や研究者にはリカバリーを
①症状と機能が改善する臨床的リカバリー
②仕事などの社会参加が向上する社会的リカバリー
③それぞれの人生のゴールを目指すパーソナルリカバリー
の三つに分けている人もいます。

Bさんの元気回復行動プラン

WRAPに参加	気づき	自分のWRAP
とても印象的な会	悪いニュースで調子を崩す	行動プランを実行する

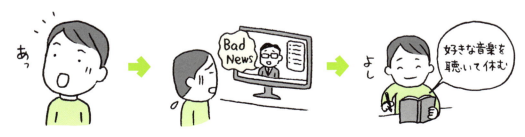

08　元気回復行動プラン（WRAP）・リカバリーモデル

第4章参考文献

（以下 web サイトの最終アクセス日：2025年1月20日）

- The American Psychiatric Association：Practice Guideline for the Treatment of Patients with Schizophrenia. 2020.
- 原田誠一「正体不明の声ハンドブック」
  https://www.ar-pb.com/downloads/s_handbook_20190308.pdf
- 一般社団法人 SST 普及協会
  https://www.jasst.net/
- デイビッド・ロバーツ，デイビッド・ペン，デニス・コームズ著，中込和幸，ほか訳『社会認知ならびに対人関係のトレーニング（SCIT）治療マニュアル』星和書店，2011.
- 浅見隆康『家族支援学を始めよう』やどかり出版，2023.
- トム・アンデルセン著，鈴木浩二監訳「リフレクティング・プロセス（新装版）：会話における会話と会話」金剛出版，2015.
- 増川ねてる，藤田茂治「WRAP を始める！：精神科看護師との WRAP 入門　WRAP（元気回復行動プラン）編」精神看護出版，2018.
- 国立精神・神経医療研究センター
  https://www.ncnp.go.jp/index.php

第 5 章

不安症の心理療法

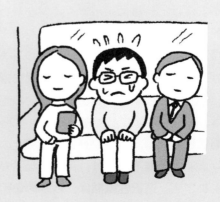

01 不安症とは

● 不安症とはこんな病気

不安症とは、不安や恐怖が強すぎて日常生活がうまくいかなくなってしまう病気です。**不安それ自体は、自分を守るための自然な感情**です。しかし、本来は不安を感じなくてもよい状況で強い不安を感じたり、過剰な反応として繰り返し不安が生じたりして、**生活に支障をきたす**と不安症と診断されます。なお、不安の原因が身体疾患や薬物だったり、別の精神障害の症状の一部だったりすると、不安症とは診断されません。

症状には、動悸、発汗、ふるえ、呼吸困難などの身体症状を伴うこともあります。精神疾患のなかでも**有病率が高く**、うつ病などほかの精神障害と併発することもあります。薬物療法と心理療法の併用による治療効果が高く、カフェインなどの刺激物質を控えることも推奨されています。

● 不安症の種類

不安症は、特徴によってタイプが分けられます。**パニック症**は、動悸などの身体症状や死への恐怖とともに激しい不安を伴うパニック発作が前触れなく繰り返され、また発作が起きるのではと予期不安に苦しみます。**広場恐怖症**は、不安になったとき、すぐに逃げ出せない状況を恐れ、その状況を避けたり付き添いを求めたりします。**社交不安症**は、他者の注目を浴びるような社交場面が不安で、そうした状況を避けます。**全般不安症**は、さまざまなことに強い不安や心配を抱き、疲れやすく集中力が続かなくなります。**限局性恐怖症**は、高所や動物など特定の刺激や状況に強い恐怖を感じ、そうした状況を避けます。**分離不安症**は、保護者など愛着を抱いた対象から離れるときに、著しい不安が現れます。**選択性緘黙**は、特定の場面や人に対して話すことができない状態です。

不安症は身を守るアラームの誤作動　図

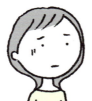

健康な不安

- 危険から身を守るアラーム
- 危険なことを避けられる
- 日常生活は普通に送れる

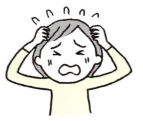

病的な不安

- アラームが誤作動を起こす
- 避けなくてもよい状況を避けてしまう
- 日常生活に支障をきたす

不安症の種類

パニック症	前触れなく動悸や吐き気などの身体症状、死や正気を失うことへの恐怖とともに激しい不安を伴うパニック発作が起こる。「また発作が起きるのでは」と予期不安が生じる
広場恐怖症	不安になったとき、すぐに逃げ出せない状況を恐れ、そうした状況を避けたり付き添いを必要としたりする。公共交通機関、高速道路、映画館や歯科医院の受診などを避ける
社交不安症	他者から注目される場面に強い不安を感じ、そうした状況を回避する。「相手から悪く思われている」とネガティブに評価される懸念をもちやすい
全般不安症	仕事、家庭、健康など身近なことや、大災害や世界情勢など、さまざまなことに次々と強い不安や心配を抱く。そのため、疲れやすく集中力が続かなくなる
限局性恐怖症	高所、閉所、尖端、動物、血液など特定の刺激や状況に、非現実的で激しい恐怖を感じる。そうした状況を回避するため、日常生活に支障をきたす
分離不安症	母親など愛着を抱いた対象から離れるときに、不相応で過剰な不安が現れ、泣き叫ぶなどの激しい反応を示す。多くが幼児で発症する
選択性緘黙	家族とは話せるのに、それ以外の人とは全く話せないというように、特定の状況では話すことができなくなる

01　不安症とは　73

02 不安症（パニック症・広場恐怖症）の事例

▶ Cさんの場合

　Cさんは、会社で働いているときに、突然激しい動悸や息苦しさに襲われました。そのときは、「このまま死んでしまうのでは」という、とても強い恐怖を感じました。驚いた同僚が救急車を呼び、Cさんは病院に搬送されました。しかし、身体の病気は何もなく「自律神経失調症」と診断されました。

　その後は、状況に関係なく突然の発作にたびたび見舞われるようになり、毎回「このまま死んでしまうのでは」という考えが浮かび、強い不安に苛まれました。加えて「また発作が起きるのではないか」という不安がつきまとい、**過去の発作を連想させる状況を避ける**ようにもなりました。心配した家族に勧められて精神科を受診すると、**パニック症**と診断され、しばらく会社を休職することになりました。

▶ 発作の恐怖から悪化する不安症

　突然の発作には胸の圧迫感、めまい、手足のふるえなどの症状も伴い、その最中には**自分が自分でないような現実感を伴わない感じ（離人感）**もありました。Cさんにはとても怖い体験で、「このままでは死んでしまうのでは」と考えるほかに、「発狂してしまうかも」という考えも浮かぶようになりました。

　そのうち、電車や歯科医院、スーパーでの買い物など、**すぐに逃げたり助けを求めたりできないと感じる状況に強い不安を感じる**ようになりました。最初は家族の付き添いで通えていた場所も次第に避けるようになり、徐々に外出すること自体が怖くなって、家にひきこもる時間が増えました。新たに**広場恐怖症**の診断が加わり、Cさんは、外出時には抗不安薬と水を手放せなくなりました。

Cさんの事例より　図

Cさんと家族

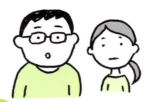

Cさん（48歳・男性）　　妻（42歳・女性）

不安症が悪化していく過程

〔発症〕
会社で激しい動悸と息苦しさに襲われ、病院へ
自律神経失調症と診断される

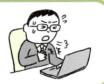

〔診断〕
突然の発作と強い不安が続く
精神科を受診しパニック症と診断され、休職

〔広場恐怖症も合併〕
電車や歯科医院など、逃げられない環境でも
強い不安を感じ、避けるようになる
外出自体が恐怖となり、「広場恐怖症」と診断

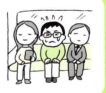

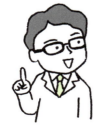

本章で学ぶ心理療法／技法

リラクセイション法 ➡ P.78
系統的脱感作法 ➡ P.80
エクスポージャー療法 ➡ P.82
問題解決療法 ➡ P.84
アサーション・トレーニング ➡ P.86

02　不安症（パニック症・広場恐怖症）の事例

03 不安のアセスメント

▶ 不安の症状を具体的に知る

　不安症のアセスメントで重要なのは、「不安がある」と大まかに考えずに、実際に何が起きているかを細かく知ることです。具体的には**過剰な不安反応**と、それに対する**考え方**、その結果としてどう**行動している**かを詳しく調べましょう。Cさんの場合、過剰な不安反応は、さまざまな身体症状や**離人感**、「このまま死んでしまうのでは」「発狂するのでは」という考えからくる**パニック発作**です。「また発作が起きるのでは」と考えるために生じる、**予期不安**という不安もあります。

　安心するために何かに頼る行動を**安全確保行動**、強い不安に襲われそうな場面を避ける行動を**回避行動**といいます。Cさんの安全確保行動は、外出時に必ず抗不安薬と水を持って行くことです。これは安心をもたらす行動にみえますが、そうしなければ外出は無理だと思うようになって、実際には不安症を長引かせています。

　電車や歯科医院など、すぐに逃げたり助けを求めたりできない場面を避ける回避行動は、**広場恐怖症**の特徴です。パニック症によく合併してみられます。

▶ 日常生活への影響を多面的に知る

　症状が日常生活にどう影響しているのかについて、多面的なアセスメントが大切です。食欲や睡眠といった基本的な生活への影響や、嗜好などの評価も必要です。例えばカフェインの摂りすぎやストレスの多い環境は、不安症を誘発し悪化させてしまいます。

　不安の程度を評価する心理検査には、**状態－特性不安尺度**（State-Trait Anxiety Inventory：**STAI**）がよく使われます。この検査では、ふだんの不安の程度を表す**特性不安**がわかり、不安症からの回復の指標となります。

安全確保行動と不安尺度　図

安全確保行動

①安心グッズを持ち歩く

頓服薬や水、携帯電話を常にONにするなどして、万が一に備える

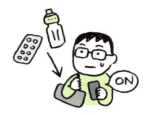

②逃げ道を確保する

スーパーや映画館でいつでも逃げ出せるように逃げ道を探したり、電車やお店はできるだけ入り口の近くにいる

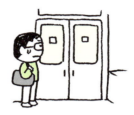

③他のことに過度に気をそらす

気をそらすために音楽を聴いたり、広告など目に入る刺激を見つめ続けたりする

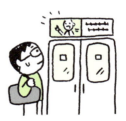

こうした行動によって一時的に安心するが、「これをしないとダメだ」と思って手放せなくなり、ますます不安が持続してしまう

状態－特性不安尺度（STAI）とは

不安を測定する心理検査。
性格などからくる不安（特性不安）と、状況や場面で変わる不安（状態不安）とを分けて調べられ、治療や対応に活かしやすい

03 不安のアセスメント

04 リラクセイション法

ストレスを緩和する体系的な技法

リラクセイション法とは、ストレスを和らげる体系的な技法のことをいいます。

私たちの身体は、強い恐怖や不安を感じると**交感神経系が活発になって状況に対処し**ようとします。このとき**呼吸や心拍数、血圧が上昇し、汗をかいて筋肉に力が入ります**（**闘争・逃走反応**）。この状態が続くと、心身は疲れてさまざまな悪影響が出ます。

リラクセイション法は、**副交感神経系をはたらかせて、ストレス状態からの回復**を促します。身体的には免疫機能が増強されるなど、ストレスに強くなる効果もあります。心理的には不安や緊張を減らして、疲労感を和らげます。この方法は、やり方の順序を覚えると一人で実践することができます。

代表的なリラクセイション法

代表的なリラクセイション法は三つあり、一つ目は**呼吸法**です。強い不安を感じると交感神経系がはたらき呼吸が速くなりますが、**過呼吸**になるとパニック発作などの反応を引き起こします。呼吸法により過呼吸を抑え、不安状態から抜け出すことができます。

二つ目は**筋弛緩法**です。これには、第10章で紹介する**臨床動作法**と、アメリカの精神科医**ジェイコブソン**が開発した**漸進的筋弛緩法**があります。いずれも、身体の特定の部分を緊張させ、その後に力を抜く動作をすることで筋弛緩させ、安心をもたらします。

三つ目は**自律訓練法**です。ドイツの精神科医**シュルツ**によって体系化され、四肢の重感と温感をはじめとした六つの公式を自己暗示によって導き出すことで、深くリラックスした状態に誘います。自己暗示をかける手や足などの部位に、**受動的注意集中**という注意の向け方をするのが特徴です。

代表的なリラクセイション法　図

呼吸法の進め方

①口を閉じたまま、**三つ数えながら鼻から息を吸う**（おなかに手を軽く当てて、**おなかがふくらむように**）
②吸いきったところで**息を止め、一つ数える**
③唇を小さく開いて、**六つ数えながら口からゆっくりと息を吐き出す**

ポイント

- **息を吸う時間よりも、吐く時間を長くとる**
- **4〜5分続けていると落ち着いてくる**

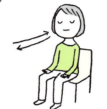

漸進的筋弛緩法の進め方

①両手を握って10秒ほど力を入れた後、力を抜いて10秒ほどその状態を味わう
②同じ要領で、腕（握り拳を肩に近づける）、顔（目や頬、唇を顔の中央に集めるように力む）、肩（両肩を上げる）、背中（肩甲骨を引き寄せる）、腹部（おなかを引っ込める）、足（つま先を曲げる、かかとを伸ばす）を部位ごとに行う
③最後に全身に10秒ほど力をいれ、力を抜いてリラックスした状態を味わう

ポイント

- 力を入れるときは息を吸い、抜くときは吐くと、緊張と弛緩の違いがわかりやすい
- それぞれの部位が痛むほど全力で力を入れなくてよい

自律訓練法の進め方

①仰向けまたは椅子に座り、目を閉じて深呼吸する
②「気持ちが落ち着いている」と2、3回頭の中で唱える
③右手ー左手ー両足の順に、「右腕が重い」と唱え、重さを実感するようになると同じ順で「右腕が温かい」と唱える
④終了後は、両手を開閉し、背伸びをしてゆっくりと目を開ける

ポイント

- ネクタイやベルトなど体を圧迫するものは緩めておく
- 腕と足に注意を向けるときは、強く意識せずに、ぼんやりと注意を向ける（受動的注意集中）

05 系統的脱感作法

▶ 不安と両立しない反応によって克服する

　系統的脱感作法は、不安と両立しない反応（**拮抗反応**）を使って、不安反応を徐々に弱める技法です。「不安」と「リラックス」は同時に感じることができないという、**ウォルピ**の**逆制止理論**に基づいています。具体的には、①**不安階層表**をつくる、②不安感が弱い状況への**イメージによる段階的な曝露**、③不安と両立しない**拮抗反応を用いて脱感作する（過敏性を除去する）**、という流れになります。

　エクスポージャー療法（曝露療法）の研究により、不安解消にはイメージよりも現実場面での曝露が効果的で、拮抗反応を用いた脱感作は必ずしも必要ないことがわかってきました。しかし、現実場面でいきなり挑戦するのが難しい重度の不安症の人などには、イメージから始める系統的脱感作法が治療の導入として使いやすいこともあります。

▶ 系統的脱感作法の進め方

　まず、その人の不安の強さに応じて**不安階層表**をつくります。このとき、不安の強さは**自覚的障害単位**（**SUD**：不安を全く感じない状況を 0 点、不安が最も強い状況を 100 点とする）で表し、それとともに不安を感じる状況をリストにします。これと並行してリラクセイション法を練習し、自分でリラックス状態を作り出せるようにします。

　ここまでの準備が整ったら、不安階層表のうち SUD が低い場面から段階的にイメージを進め、不安が強まったらリラクセイション法を行って不安を低減させます。

　不安階層表は、一つのテーマでつくります。C さんの場合だと、不安の強い「外出する」についての不安階層表をつくって系統的脱感作法を進めていき、慣れてきたところで現実場面にチャレンジしてみます。

逆制止理論と不安階層表 図

逆制止理論

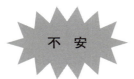

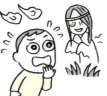
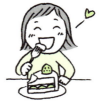

お化け屋敷に入っているときに、眠くはならない

美味しいものを食べているときに、不安は感じない

不安階層表

場面	SUD
近所を散歩する	10
近くのコンビニに行く	20
近くのラーメン屋でラーメンを食べる	30
客の少ない時間帯にショッピングモールに行く	40
レストランで食事をする	50
乗客の少ない電車に乗って○駅から○駅まで行く	65
客の多い時間帯にショッピングモールに行く	75
歯科医院に通院する	85
満員の普通電車に乗って会社に行く	90
満員の快速電車に乗って会社に行く	100

不安階層表の作り方のコツ

①克服したい場面を、8〜10個くらい、紙に箇条書きにする

②それらを一つずつハサミで切り分ける

③そのなかから最も不安を感じる場面、ほとんど不安を感じない場面を一つずつ選び、別の用紙の上下に並べる。最も不安を感じる場面に「100」、ほとんど不安を感じない場面に「5または10」とSUDの値を書く

④残りの場面から、中程度の不安を選び、先ほどの二つの場面の間に貼りつけ、50と書く

⑤残った課題をそれらの間においていき、上中下の値をもとに、それぞれの場面にSUDの値を書き込む

05 系統的脱感作法

06 エクスポージャー療法

▶ 不安を感じる状況にチャレンジする

エクスポージャー療法は、行動療法の一つであり**曝露療法**ともいわれます。不安や恐怖を感じる状況にあえて曝露（チャレンジ）することで、不安や恐怖に慣れていくことを目指します。不安の程度の弱い状況から曝露していく**段階的エクスポージャー**と、不安の程度が最も強い状況に曝露する**フラッディング**があります。系統的脱感作法（→P.80）との違いは、不安に対してリラクセイション法で脱感作を行わないことです。

この技法は不安症のほかにも、強迫症には**曝露反応妨害法**、PTSDには**持続エクスポージャー療法**など、症状やその人の状態に応じて応用されています。

▶ 避けなくても大丈夫だと身をもって納得する

不安な場面を避けると、一時的には安心するという「**負の強化**」が起きて、またその場面を避けるようになります。これを**回避行動**といい、不安症の悪化や慢性化の大きな要因となります。パニック症や広場恐怖症などの不安症の人は、不安が急に強まったとき、回避しないと大変なことになると思い込んでいます。Cさんの場合では「このままだと死んでしまう」という考えがそれにあたります。しかし実際には、その場面を避けなくても、時間がたてば不安は必ず弱まって元の状態に戻るのです。

エクスポージャー療法では、これまで自分を守っていたと思い込んでいた回避行動が、実は不安を長引かせる要因であり、避けずにその場に踏みとどまっても時間がたてば不安は必ず弱まると、身をもって納得することを目指します。面接では、実際にやってみたら、今までとは違って避けなくても大丈夫だったことを確認します。この手続きにより予期不安や回避行動が減り、自由な日常生活を取り戻せます。

避けなくても大丈夫と身をもって納得　図

エクスポージャー療法の種類

● 段階的エクスポージャー
不安の小さい状況から徐々に慣れていく

● フラッディング
最も不安が強い状況にいきなりチャレンジして平気になる

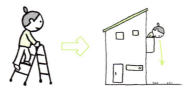
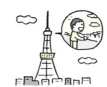

不安の継時的変化

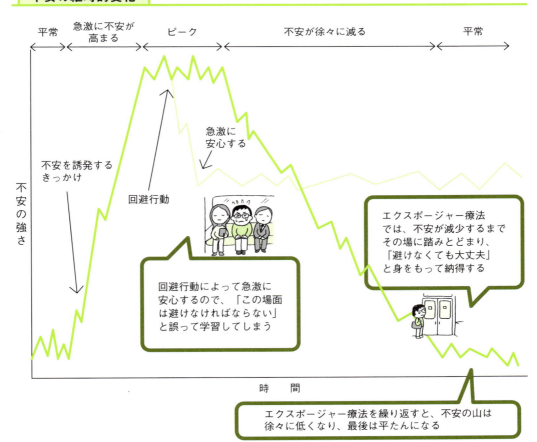

06　エクスポージャー療法

07 問題解決療法

▶ 体系化された問題解決の方法論

問題解決療法は、**ズリラ**と**ネズ**によって開発された心理療法です。過剰な不安などの症状は、日常生活で直面する実際の問題によって引き起こされると考えて、その人が抱えている不安などの症状と、直面している実際の問題には関連があると理解することから始めます。

不安症の人は、自分が抱えている問題の解決に自信を失っていることがあります。その理由は、問題を過度に大きく見すぎてしまい、反対に自分の対処能力を低く見積もりすぎてしまうからです。そこで、問題解決療法では、実際に解決の方法を考えてやってみることで問題解決力を高めて、不安を減らしていきます。

▶ 問題解決療法のステップ

問題解決療法は、問題の明確化、目標設定、解決策の案出、解決策の選択、解決策の実行、結果の評価というステップで進めます。問題の明確化では、「**問題を漠然ととらえない**」「**変えられる問題を選ぶ**」などによって問題をはっきりさせます。目標設定では、「**具体的である**」「**達成可能である**」などを満たすことで、目標に向かう動機づけを高めます。解決策の案出では、「**数の原理**」や「**判断遅延の原理**」で解決策を量産します。解決策の選択では、数ある解決策を「**効果**」と「**実行可能性**」を中心に評価し、どちらも高い方法を選びます。解決策の実行では、具体的な行動計画を立て、実際に試してみます。結果の評価では、試してみた結果、目標はどのくらい達成され、問題はどのくらい解決したかを客観的に評価します。解決に至らなければ、ステップのどこがうまくいっていなかったのかを評価し、再チャレンジして問題解決力を高めます。

問題解決能力を高める方法 図

問題解決の方程式

$$問題解決力 = \frac{対処能力}{問題}$$

問題解決力を高めるには
- 分母を減らす
  問題を漠然ととらえない
  変えられる問題を選ぶ
- 分子を増やす
  具体的で達成可能な目標づくり
  解決策を量産する

問題解決の自信を失うパターン
- 分母が大きくなる
  問題を大きく見すぎてしまう
- 分母が小さくなる
  自分の対処能力を低く見積もりすぎる

数の原理と判断遅延の原理

有効な解決策を導き出すには

 できるだけ具体的に思いつくままたくさんの解決策を挙げる

解決策の数が多いほど、より質の高い
解決方法が得られる（数の原理）

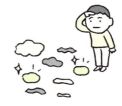

 その解決策ができるかできないかはとりあえず放っておく

解決策の善し悪しの判断をしないことで、
たくさんの解決策が見つかる
（判断遅延の原理）

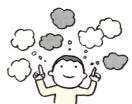

07 問題解決療法　85

08 アサーション・トレーニング

自他尊重の自己主張

アサーションとは、<u>自分も他人も尊重される自己表現</u>のことであり、そのための体系的な訓練を**アサーション・トレーニング**といいます。自己表現は、**アサーション、攻撃的表現、非主張的表現**の3タイプに分類できます。攻撃的表現は、相手の気持ちは横に置いて、自分の言いたいことを一方的に話す形式です。非主張的表現は、自分の気持ちを言えなかったり、曖昧な言葉で表現したりする形式です。

不安症のなかでも**社交不安症**は、自己主張してよい場面でも非主張的表現になってしまうことがあります。対人スキルの不足が、症状を悪くする要因となるわけです。アサーション・トレーニングでは、よい対人関係を築く力を育むことができ、社交不安の影響を小さくするのに役立ちます。

前提となる考え方とスキルの両輪

アサーション・トレーニングでは、自分も相手も尊重しつつ言いたいことを伝えるにはどうするのかを、ロールプレイを使って具体的に学びます。ここでは、**社会生活スキルトレーニング**（➡ P.60）の方法が応用できます。

アサーションは、単に**「伝え方の技術」**を学ぶだけではありません。その基礎には、どうするかを決める権利は自分にも相手にもあり、私たちは互いに尊重される権利があるという**「自他尊重の心」**があり、この考え方も学ぶ必要があります。

また、アサーションを習得しても、それを阻む考えが浮かんでくると、適切な自己表現は難しくなってしまいます。そうした考えの修正には、**認知療法**（➡ P.42）を取り入れることもあります。

自他尊重の心に基づく自己主張　図

三つのタイプの違い

相手にヘルプを求める場面での三つの表現

攻撃的表現	自分のことばかりしてないで、たまには手伝ってよ！

非主張的表現	あの、えーと……。今日はお忙しいですよね

アサーション	忙しいときに申し訳ないですが、もし時間があれば力を貸してもらえませんか

アサーションスキルの両輪

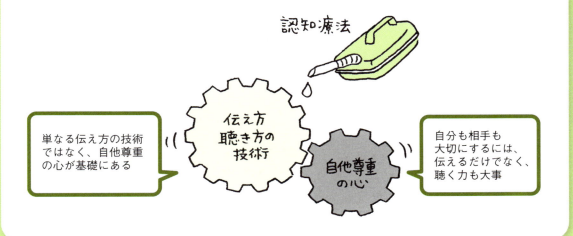

単なる伝え方の技術ではなく、自他尊重の心が基礎にある

自分も相手も大切にするには、伝えるだけでなく、聴く力も大事

08　アサーション・トレーニング

第 5 章参考文献

- 竹田伸也『認知行動療法による対人援助スキルアップ・マニュアル』遠見書房，2010.
- 山上敏子『新訂増補　方法としての行動療法』金剛出版，2016.
- ローレンス・マイナーズ・ウォリス著，明智龍男ほか訳『不安と抑うつに対する問題解決療法』金剛出版，2009.
- 平木典子『三訂版　アサーション・トレーニング：さわやかな〈自己表現〉のために』日本・精神技術研究所，2021.

第 6 章

強迫症の心理療法

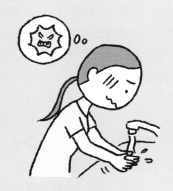

01 強迫症とは

強迫症とはこんな病気

強迫症は手洗いや確認などを繰り返したい気持ちが抑えられず、生活がうまくできなくなる病気です。自分ではどうにもできない不快な考えやイメージ（**強迫観念**）が浮かび、それによる不安や恐怖を減らそうとさまざまな行動（**強迫行為**）を繰り返します。

強迫症になるのは100人に１〜２人程度で、10代から20代にかけて発症しやすいとされています。薬物療法も行われ、「強迫観念によるとらわれを少しでも軽くする」「気持ちを落ち着けて心理療法を進めやすくする」といったことを目的としています。

強迫症の種類

強迫症によくみられるタイプは、次の五つです。**不潔（汚染）恐怖・洗浄強迫**は、何かに汚染されると恐れて、手や身体を洗い続けたり、汚いと感じるものを避けたりします。**加害恐怖・確認強迫**は、自分が誰かを傷つけてしまうことを恐れて、事故を起こしていないか何度も確認したり、水道や鍵の閉め忘れやガスの消し忘れを何度も確認したりします。**不完全恐怖**は、部屋や机にあるものが整然と並んでいないと気がすまなかったり、ちゃんと本を読めていないのではと気になって何度も同じ文章を読み直したりします。**縁起強迫**は、何かしようとする際に不吉なことが頭をよぎり、自分や家族に不幸が起こるかもしれないと心配になり、安心するまで何度も行動をやり直したり、特定の回数にこだわって繰り返したりします。**ため込み強迫**は、古雑誌や古新聞を「また読むかも」と思ったり、壊れた家電製品を「もう一度使えるかも」と思ったりして捨てられず、他人からはゴミ屋敷に見えるような状態に陥ることもあります。これらのほかにも、髪の毛などを抜き続ける**抜毛症**や**皮膚むしり症**も、強迫症に似た病気です。

強迫症とは 図

正常な不安と強迫症の違い

夜寝る前に

正常
「玄関の鍵はかかっているだろうか」
→玄関を確認して
　鍵がかかっていると確認する
- 納得して布団に入って眠る

強迫症
「玄関の鍵はかかっているだろうか」
→玄関を確認して
　鍵がかかっていることを確認する
- しばらくするとまた気になり何度も確認する
- そのため睡眠時間が減る

強迫症による症状は生活に大きな支障があるのが、普通のこだわりとの違いです。

強迫症の種類

不潔（汚染）恐怖・洗浄強迫	便座に触れてばい菌に感染し重病になるのでは（強迫観念） 気がすむまで何時間も手を洗い続ける（強迫行為）
加害恐怖・確認強迫	運転中に人をひいていないか（強迫観念） もと来た道を引き返して何もないことを確認する（強迫行為）
不完全恐怖	机の上の物の配置がしっくりこなくて気になる（強迫観念） 机と平行になるように何十分もかけて正確に置こうとする（強迫行為）
縁起強迫	（気になる数字を見て）家族に不幸が起こるかも（強迫観念） 安心する回数足踏みを繰り返す（強迫行為）
ため込み強迫	（使いそうにない物を見て）二度と巡り合えないかも（強迫観念） そうした物を捨てずにどんどんため込む（強迫行為）

02 強迫症の事例

▸ Dさんの場合

　Dさんは、夫と幼い子どもの3人家族です。出産後から、「**自分が外からばい菌を持って帰るのではないか**」という強迫観念にとらわれるようになりました。

　最初は、外出から帰ると念入りに手洗いをしていました。そのうち「**自分がばい菌に汚染され、それが子どもにうつり、子どもが病気になって大変なことになるのでは**」というように強迫観念が強まり、とても強い不安に襲われるようになりました。手や身体を洗っても本当に洗えているのか気になってしまい、手洗いには1時間、入浴にいたっては2時間以上かけるようになりました。買い物をしたら品物を一つひとつアルコールシートできれいに拭かないと気がすまなくなり、その時間も長くなっていきました。

▸ 家族を巻き込み、行動圏が狭まることで強迫症が悪化

　Dさんは、自分で確認するだけでは安心できず、夫に「私の手は汚れていないか」「子どもに汚れがついていないか」と確認するようになりました。夫が「大丈夫」と保証しても、しばらくすると「本当に大丈夫？ 汚れてない？」と何度も繰り返し確認しました。そのうちに、夫が外から帰ると、ばい菌を持ちこまないようにと服をすぐに着がえさせるようになりました。Dさんは、「**外に出かけるとばい菌で汚染されてしまうのではないか**」と恐れて、外出が怖くなり、できるだけ家の中で過ごすようになりました。

　症状がひどいと育児もままならなくなり、子どもは実家の母親にあずけるようになりました。そして、自宅では自分の部屋を聖域とみなし、部屋の中が絶対に汚れないように、部屋に入るまでに服を着がえ、トイレではペーパーを1ロールほど使って拭き、納得できるまで手洗いや入浴を続ける生活になってしまいました。

Dさんの事例より　図

Dさんと家族

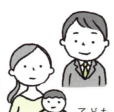

Dさん（32歳・女性）
夫（34歳・男性）
子ども（3歳・女児）

強迫症が悪化していく過程

出産後に発症
「ばい菌を持って帰るのではないか」
念入りに手洗いを行う

「本当に大丈夫？　汚れてない？」
夫に確認したり着がえ等を強要する
外出が怖くなる

育児ができなくなる
自分の部屋が聖域となる
手洗いと入浴に生活が支配される
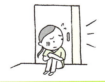

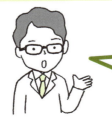

本章で学ぶ心理療法／技法

動機づけ面接➡P.96
曝露反応妨害法➡P.98
精神分析的心理療法➡P.100
森田療法➡P.102

03 強迫症のアセスメント

🟩 強迫症の悪循環を見つける

強迫症のはっきりした原因は、よくわかっていません。しかし、強迫観念や強迫行為が続いてしまう理由はわかっています。アセスメントでは、**強迫症の悪循環**がどうして起きているのかに注目します。

まず、強迫観念を引き起こす**きっかけ**が何か、それに伴ってどんな**強迫観念**が浮かび、それによる不快感を減らすためにどんな**強迫行為**をしているかを明らかにします。

もう一つは、**回避**に伴う悪循環があります。強迫症状は本人にとって非常に苦痛なので、症状がひどくなるほど、苦痛を体験したくないと強く思うのは自然です。そのため、症状が起こりそうな状況を避けようと努力します。すると、そうした状況がますます苦手になり、さらに避けるようになるという悪循環に陥るのです。

🟩 アセスメントのさまざまな指標

強迫症は、**ストレス**によってひどくなることがあります。そのため、その人にとってストレスと感じることは何か、今に至るまでどんな出来事や背景があったのかといった情報（**生活歴**）は、アセスメントを進める上で重要です。几帳面や完璧主義といった、**性格傾向**についても調べます。また、本人の要求に応じて家族が保証を与えるのは強迫症の**維持要因**となるので、家族がどのようにかかわっているかも聞いておきます。

強迫症の重症度を判断するためには、**Y-BOCS**（Yale Brown Obsessive Compulsive Scale）と呼ばれる評価尺度があります。強迫観念5問、強迫行為5問の計10問から成り、40点満点で7点以下が正常、8〜15点が軽度、16〜23点が中等度、24〜31点が重度、32〜40点が極度と判断されます。

強迫症の悪循環を見つける 図

強迫症の悪循環（Dさんの事例より）

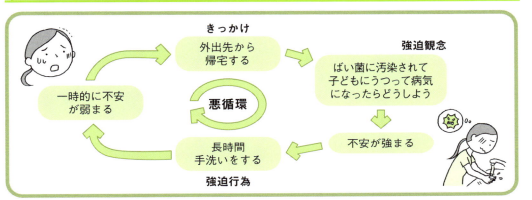

Y-BOCSによる重症度評価

得点	重症度	状態
0-7		正常の状態
8-15	軽度	社会参加や日常生活がわずかに妨害されるが、強迫行為を我慢できるときもあり、生活が損なわれない
16-23	中等度	強迫行為に時間をとられて、社会参加や日常生活に不便が生じるが、なんとか対処できる
24-31	重度	多くの時間を強迫行為に費やし、社会参加や日常生活に大きな支障が出る
32-40	極度	症状がひどいせいで何もできず、外出も難しくなる

03 強迫症のアセスメント

04 動機づけ面接

▶ 動機づけを高め行動変容につなげる

　強迫症の人は、強迫行為をすることで、不快な気持ちから逃れることに成功しているかのように感じています。また、経過が長いほど症状による苦悩が強まっていて、強迫観念にとらわれそうな場面を避けるようになります。このような経過があると、積極的に強迫症を治そうという気持ちが萎えてしまうこともあります。

　ここで求められるのが治療に向けての動機づけで、それに役立つのが**動機づけ面接**です。動機づけ面接では、動機がないように見えるのは「変わりたい（変化）」と「変わりたくない（維持）」の**両価性の問題**と考えます。治療者は、本人と対等で協働的に話し合い、その人が変化に向かう動機づけを高め、行動が変わるように促します。

▶ チェンジトークに焦点を当てる

　変わることに悩むと、人は2種類の発言をします。一つは**維持トーク**で、「強迫行為を我慢するくらいなら今のままでいい」「気になると確認せずにはいられない」といった、**変化に否定的で現状維持に向かう発言**です。もう一つは**チェンジトーク**で、「今のままではよくないと思う」「なんとか治したい」といった**変化に向かう発言**です。チェンジトークは、変化に向けた気持ちや考えを示す**準備チェンジトーク**と、変わるために具体的な行動を示す**実行チェンジトーク**に分けられます。

　動機づけ面接は、その人のチェンジトークに注目し、そこに焦点を当てることで、動機づけを高めることを狙いとしています。ただし、治療者が相手を思いどおりに変えるための技法ではありません。その人が自分で行動を選択できるように、**主体性を尊重する**ことが重視されています。

変わろうとする気持ちにはたらきかける 図

動機づけ面接の基本スキル

開かれた質問	相手が自由に答えられる質問。相手は主体的に感情や行動について話せる
是認	相手の強みやよい点を言葉にして伝える。治療者が一方的に称賛せず、相手の言動に注目し承認する
聞き返し	相手の言葉をそのまま、または言い換えて返す。感情を明確にして、言葉に潜むポジティブな面を強調する
要約	相手が話したことを、維持トークから始めチェンジトークで終わるようにまとめる

Dさんへの動機づけ面接

	よくないやりとり	動機づけ面接
治療者	今どのようなことでお困りですか？	
Dさん	ばい菌で汚染されて子どもにうつらないかと気になるんです。不安でたまらなくて、家に帰ると30分近く手を洗います。	
治療者	もしそうなったら、みんな子どもは大変なことになっていますよ。だから大丈夫ですよ。	ばい菌がお子さんにうつるか気がかりで、手を洗ってしまうのですね（聞き返し）。
Dさん	わかっているんです。でも、気になると手を洗うのをやめられなくて（維持トーク）。	はい。治したほうがよいとは思うんです（チェンジトーク）。夫に促されて受診しましたが、私は治せる自信がありません（維持トーク）。
治療者	手洗いをやめようという気持ちがないと、この病気はよくなりませんよ。	治したほうがよいというお気持ちがあり、パートナーも協力してくれているのですね（チェンジトークに焦点化して聞き返し）。
Dさん	そんなの無理です。今日だって、夫に連れられて来ましたが、本当は来たくなかったんです（維持トーク）。	そうです。でも、どうやって治したらよいのか、わからないんです。手洗いを我慢してみようともしましたが（チェンジトーク）、どうしても我慢できずに洗ってしまいます（維持トーク）。
治療者	治そうという強い気持ちがないと治療効果は期待できません。治療を受けるかどうかよく考えてきてもらってもよいでしょうか。	我慢できず手洗いをした一方、自分なりに我慢しようとしたこともあるのですね（チェンジトークに焦点化して要約）。
Dさん	私にはまだ無理だと思うので、気が向いたらまた来ます（維持トーク）。	やっぱり治したいです。そのためにできることはあるんでしょうか（チェンジトーク）。
	↓	↓
動機づけ	高まらない	高まる

04 動機づけ面接　97

05 曝露反応妨害法

▶ 曝露法と反応妨害法で症状を弱める

曝露反応妨害法は**曝露法**と**反応妨害法**からなる行動療法で、強迫症への効果がよく確かめられている心理療法です。

曝露とは、強迫観念を引き起こすきっかけや強迫観念、それに伴う不快感に直面することです。これは、第5章で紹介した**エクスポージャー療法**と同じです。反応妨害とは、一時的に不快感を下げるためにしていた強迫行為をやめることです。これらを組み合わせて、曝露により不快感は上がるけれども、**これまでの強迫行為をしなくても不快感は必ず下がる、という事実を身をもって体験**します。すると、強迫行為をしないでもよくなり、それに伴って強迫観念も減っていきます。このやり方を、不快感の弱い課題から不快感の強い課題へと少しずつ進めて、症状の影響力を徐々に弱めていきます。

Dさんの場合だと、汚いと思ったものにあえて触って「自分がばい菌に汚染されて、家中に汚れが広がって大変なことになる」という強迫観念をわき起こし、不安を感じたままにします（曝露法）。その状態のままで、手を洗わずに過ごします（反応妨害法）。

▶ 行動圏を徐々に広げていく

強迫症がひどくなると、強迫観念と強迫行為にとらわれそうな状況を避けるようになります。その結果、外出の機会が減り、自由に活動できなくなってしまいます。また、家族に確認し、家族に自分と同じ行為を求めることも症状を悪化させてしまいます。

行動圏を徐々に広げていくことは、強迫症からの回復の鍵です。そのためには、家族の協力が重要です。Dさんの場合だと、汚いものに触れた身体で聖域としていた自室で過ごし、夫にはDさんからの確認に応えず、自由に行動するように求めます。

ほうっておいても不安は減っていく 図

強迫行為をやめて悪循環を断ち切る

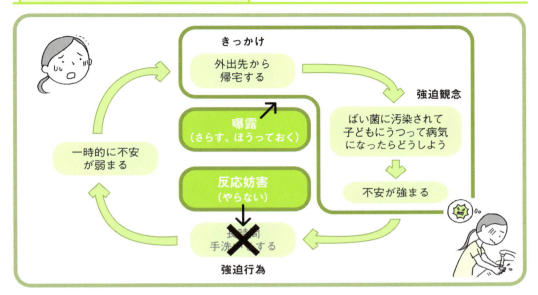

曝露反応妨害法による回復のプロセス

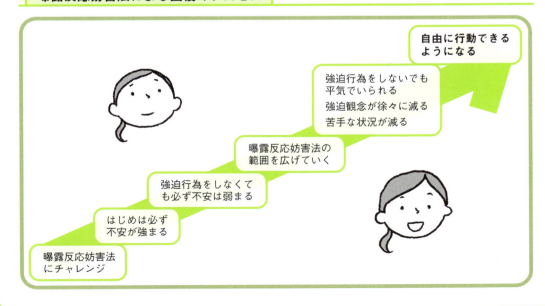

06 精神分析的心理療法

▶ フロイトの精神分析に基づく

精神分析的心理療法では、フロイトの精神分析に基づいて、心には意識と無意識があると考えます。そして、**防衛や抵抗、転移という心の動きに注目**して面接を行います。

無意識には本能的な衝動があり、それが意識に現れて心が揺さぶられないように、**自我**は心を守ろうとします。これを**防衛機制**といい、自由に思いついたとおりに話す（**自由連想**）ときには抵抗となることがあります。また、幼少期にかかわりのあった人との関係が、治療者との関係に再現されて、治療者がその人のようにみなされてしまうことを**転移**といいます。面接では、その人の言動にみられる防衛や抵抗、転移などの意味やつながりについて、治療者の**解釈**を伝えて、**その人自身の洞察を深めていきます**。

▶ 抑圧されたものは症状として現れる

フロイトは、**無意識に抑圧**された体験が、今の症状に現れていると考えました。そのため治療場面では、過去から現在までの生活体験や、それに関してわき起こるイメージが語られます。治療者は、過去を思い出すときに生じる抵抗や、今までの人間関係が治療者との関係に再現される転移に注意しながら、**その人が症状の意味に気づくこと（洞察）を助けて、人格の成長や生活の再構成を目指します**。

精神分析的心理療法では、強迫症の**症状を減らすのは、治療の直接の狙いではありません**。それよりも、幼少期を中心とした過去にどんな葛藤があって、それをどう抑圧して今につながっているのかを、その人の自由な語りを通して読み解いていきます。そこに治療者の解釈を加えることで、その人の洞察が深まって自我の成長が得られます。その結果として、日々の暮らしで症状に頼る必要はなくなっていきます。

自我の成長へのアプローチ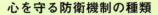

心を守る防衛機制の種類

抑圧	受け入れがたい感情や欲求、体験などを意識から締め出し、無意識に抑え込む
退行	発達段階のより早期の段階に逆戻りし、その時期の心理状態や行動様式を表す
置き換え	ある対象への関心や焦点づけを、自我にとって受け入れやすい別の対象に移す
投影	自分の感情や欲求を相手に映し出し、相手がもっていると思い込む
同一化	相手をまねて同じように考えたりふるまうことで、その相手を内在化する
否認	自分にとって不安になるような現実を、そのまま現実として認知するのを避ける
反動形成	抑圧した感情や欲求とは正反対の態度を、無意識に過度に表そうとする
知性化	葛藤や感情、欲求をそのまま受け入れられず、知的態度によってコントロールしようとする

Ｄさんへの精神分析的心理療法

自由な語りからわかった事実
父親のしつけが厳しく、幼少期は排泄を失敗すると強く叱られた。そのため「ちゃんとしなくちゃだめ」「失敗したら恥をかく」という思いにかられ、苦しんだ

治療者の解釈
Ｄさんは、幼少期での父親との関係で両価的な葛藤を処理できなかった。その体験が無意識に抑圧され、過度な完璧主義と育児不安という葛藤が生じたのだろう

Ｄさんの洞察を深める
やりとりを通して母親としてそのような葛藤を抱くことへの強い罪悪感が、心を守る防衛として強迫症に置き換えられていたという関係に、Ｄさんは気づいた。強迫に頼らずに暮らすための、自我の成長を意図した面接が展開された

07 森田療法

▶ 症状の悪循環から「あるがまま」で抜け出す

森田療法は、**森田正馬**が考案した日本独自の心理療法です。強迫症のほかに、社交不安症やパニック症といった不安症にも効果があります。不安などの症状は**とらわれの機制**によって起きると考え、そうなりやすい性格の特徴を**神経質性格**としています。

とらわれの機制には、注意と感覚がお互いに作用し合い悪循環となって症状が強まる**精神交互作用**と、「こうあるべき」という考えのために、ますます症状にとらわれてしまう**思想の矛盾**の二つがあります。例えば、人前で話すときに言葉に詰まるのは自然にありますが、「かまずにしゃべらなければならない」と考えると気になりすぎて、余計に言葉の詰まりにとらわれてしまいます。森田療法では、こうしたとらわれから脱して、**あるがままの態度を育てる**ことを目標とします。

▶ とらわれから建設的な生活に転じる

まず神経質性格に注目し、次に「とらわれの機制」を評価します。

Dさんの場合では「汚れたものに触れてばい菌に汚染されたかも」という強迫観念のために不安が強まると、自分が汚れていないかにますます注意が向いています（精神交互作用）。また「自分や周りを汚染させてはならない」と考えて、汚れないように努力するものの、完全にはコントロールできないために、ますます汚れていないかにこだわってしまう（思想の矛盾）という特徴もあります。森田療法の考え方では、**不安を取り除こうとするほど、とらわれの機制を強めることになっている**ことがわかります。

治療では、とらわれを排除せずそのままにしておきます。そして、不安の裏にある「よりよく生きたい」という**生の欲望**を見つけて、建設的な生活に活かすようにします。

「あるがまま」を大事にする 図

とらわれの機制

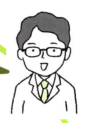

神経質性格とは、内向的、自己内省的、小心、過敏、心配性、完全主義、理想主義、負けず嫌いなどを特徴とする性格素質です。

精神交互作用

「汚れたものに触れてばい菌に汚染されたかも」との強迫観念によって不安が強まる ⇄ 自身が汚れていないかにますます注意が向く

思想の矛盾

- 汚れがついて自分や周りを汚染させてはならない … 理想
- 完璧に清浄を保つことは困難 … 現実

矛盾 ↓

汚れていないかにますますこだわってしまう

だから「あるがまま」そして「建設的に」

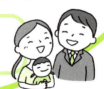

森田療法による治療

外来または入院での森田療法		
	絶対臥褥期	一日中、横になって過ごす。約1週間。不安や症状を解決しようとせず、あるがままにする
	軽作業期	外の世界の観察や、軽い作業を行う 緩やかな欲求不満状態に置かれることによって、活動欲求が高まる
	作業期	ほかの患者と一緒にさまざまな作業に取り組む 不安や症状を抱えていても活動をやり遂げるという、目的本意な態度が養われる
	社会復帰期	外出や外泊を行いながら、社会復帰の準備を進める

07 森田療法　103

第6章参考文献

（以下 web サイトの最終アクセス日：2025年1月20日）

- ウイリアム・R・ミラー，ステファン・ロルニック著，原井宏明ほか訳「動機づけ面接〈第3版〉上・下」星和書店，2019.
- 原井宏明，岡嶋美代「図解　やさしくわかる強迫症」ナツメ社，2021.
- 中村敬「森田療法で治す『不安症・強迫症』：正しい理解と乗り越え方」大和出版，2022.
- 東京慈恵会医科大学森田療法センター https://morita-jikei.jp/

第 7 章

依存と嗜癖行動の心理療法

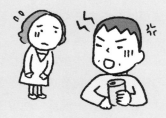

01 依存・嗜癖行動とは

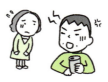

🟩 依存行動に自分をささげてしまう

　依存とは、アルコールなどの依存性のあるものに頼りすぎて、自分の健康を損ない、お金や周りの人からの信頼を失っても、自分の意思ではやめられない状態をいいます。依存しやすいものにはアルコールやたばこ、大麻や覚醒剤や危険ドラッグなどの違法薬剤などがあり、これらを**物質依存**といいます。また、鎮痛剤などの市販薬や病院で処方された薬でも、誤って使いすぎるような乱用の状態が続くと依存につながります。

　パチンコや競馬などの**ギャンブル**、何度も繰り返す病的な**盗みや盗撮**など、特定の行動がやめられないことを**行動依存**といいます。摂食障害や、自分を繰り返し傷つける自傷も似たような現象として説明でき、これらの行動をまとめて**嗜癖行動**ともいいます。自分ではコントロールできず、その他の方法を選べないのが健康な行動との違いです。

🟩 行動や脳の変化、依存行動の意味

　アルコール依存が続くと次第に飲む回数や量が増えて、度数の強いアルコールを求めるようになり、自分の意志では減らしにくくなります。これには、脳のなかで喜びを感じる部位がはたらきにくくなり、同じことをしても満足できなくなってくるという、脳の変化が関係しています。このような**精神依存**だけでなく、飲酒をやめたときに手が震えたり、けいれん発作が起きたりなどの離脱症状が出る**身体依存**もあります。

　依存の背景には、自分の価値を感じられず「自分はだめだ」という考えや、「こんなはずではなかった」と現実に絶望するなどの心理的な要因があります。依存行動を責めるのではなく、そこに至るまでの本人の体験を傾聴し、心理状態に注目して、ストレングスやレジリエンスに着目してリカバリーを支援するのが心理療法の要点となります。

依存の種類と心理 図

依存の種類

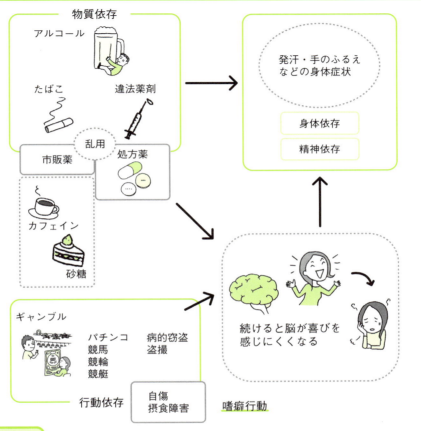

依存の心理

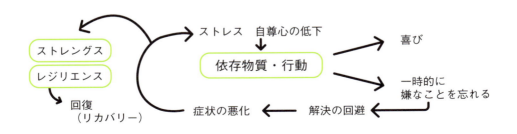

01 依存・嗜癖行動とは

02 依存症の事例

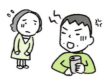

🟩 酒がやめられない

　Eさんは、会社勤めをしているときには、取引先との付き合いなどで酒を飲む機会がよくありました。あまり飲まないほうがよいとは思っていましたが、妻や周りの人から「酒はやめないと。健康に悪いよ」「もっと別のことにお金を使ったら」などと言われるたびに、仕事で飲まざるを得ないし、ほかに楽しみもなく、ひどく身体を壊しているわけではないから、そんなに問題ではないと思っていました。

　検診のたびに「肝臓が悪い」と言われるのは少し気になっていましたが、そのうち「どうせ数値は悪いだろう」と思って検診を受けなくなりました。退職してからは、毎日家で朝から酒を飲むようになりました。そのことを妻から注意されるとすぐに怒り出すようになったため、妻もEさんの求めに応じて仕方なく焼酎などを買っていました。

🟩 治療や支援につながらないことも

　ある日、Eさんはふらついて家の中で倒れて顔を強く打ち、血が止まらなくなりました。驚いた妻が救急車を呼んで、病院を受診しました。入院して数日すると落ち着かなくなり、点滴治療の最中に「帰る」と言って大騒ぎすることもありました。医師からは「肝臓がとても悪いので、お酒はダメですよ」と言われました。でも、退院して家に帰ると、すぐに焼酎などを飲み続けました。

　妻が地域包括支援センターに相談したところ、まず病気を治すために精神科を受診するよう言われました。でも、本人は受診しようとはしなかったため、妻だけで精神科病院に相談してみました。すると、医師からは「本人に治そうという意欲がないと治療は難しい」と言われ、どうしたらよいのか途方に暮れてしまいました。

Eさんの事例より 図

Eさんと家族

Eさん（65歳・男性）   妻（60歳・女性）

依存症が悪化していく過程

- つき合いで、酒を飲む機会が多かった

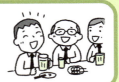

- 退職すると、朝から毎日酒を飲む
- 注意されるとすぐに怒り出す
- 妻は仕方なく焼酎などを買っていた

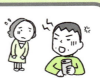

- 倒れて顔を強く打って出血し、救急車で運ばれる
- 医師から「お酒はダメですよ」と言われるも、飲酒を続ける
- 病院の医師からは「本人に治そうという意欲がないと治療は難しい」と言われる

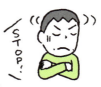

本章で学ぶ心理療法／技法

断酒モデル➡P.110　行動療法➡P.112
条件反射制御法➡P.114　節酒モデル➡P.116
解決志向アプローチ➡P.118　システムズアプローチ➡P.120

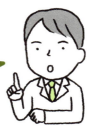

02 依存症の事例　109

03 断酒モデル

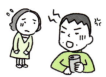

▶ 酒を全く飲まない日々を目指す

　断酒モデルとは、「アルコール依存症の治療は、酒を全く飲まない状態を続ける断酒が必要である」という考え方です。このモデルでは、**わずかでも飲酒をするとまた依存に陥って（スリップして）しまうという立場**をとります。ここでは、アルコール依存は治癒するというよりも、毎日の断酒を続けることが**回復（リカバリー）**につながると考えます。納得して治療に臨めると非常に効果のある考え方ですが、「自分は病気ではない」と考える否認や、治療を勧める家族や治療者との対立が起きることもあります。治療が必要だと気づくのに時間がかかると健康を損ないやすく、お金や社会的立場を失って絶望することがあります。こうした**底つき体験**が、回復を促すことを難しくすることもあるため、**このプロセスをよく知っている人からの支援が必要**です。

▶ 断酒を助ける自助グループ

　断酒会は、アルコール依存の体験がある人が集まる自助グループです。会では自分の体験や思いを話し、他者の話を聞くのが基本で、批判や解釈はしません。同じ意思をもつ仲間がいることが心理的な支えとなり、日々の断酒を助けます。会には家族も参加できます。**AA（Alcoholics Anonymous）**は、「無名のアルコール依存症者たち」という意味で、自発的に参加し、12のステップを通して回復を目指す世界的な**自助グループ**です。同じ原則をもとに活動する団体には、薬物依存の自助グループである**NA（Narcoleptics Anonymous）**があります。そのほかにも、薬物依存からの回復のための施設を運営している**ダルク（DARC）**や、摂食障害のグループである**NABA**など、依存症や嗜癖行動に関するさまざまな自助グループが各地で活動しています。

酒などをやめ続ける治療　図

断酒モデル

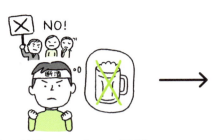

毎日断酒 ➡ リカバリー（回復）

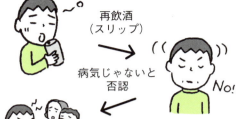

再飲酒（スリップ）
病気じゃないと否認
周囲との対立　社会的立場を失う

仲間で活動

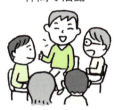

体験談を話す

解釈や批判をせず話を聞く

孤独の解消
信頼感の回復

安心して話せる仲間がいる心強さ

依存症や嗜癖行動に関する自助グループ

- □ アルコール依存
  - ● 断酒会
  - ● AA（Alcoholics Anonymous：アルコホーリクス・アノニマス）
- □ 薬物依存
  - ● ダルク：DARC（Drag Addiction Rehabilitation Center）
  - ● NA（Narcotics Anonymous）
- □ 摂食障害
  - ● NABA（Nippon Anorexia Bulimia Association）

AAの回復のための12のステップ

AAでは、アルコールに対して無力であることを認める、自分を超えた力が健康な心に戻してくれると信じるようになるなどの、回復のための12のステップを実行している

03 断酒モデル

04 行動療法

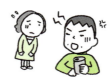

▶ 段階的な行動制限

　健康を損なってしまうほどの飲酒など、望ましくない行動パターンが続いて自分ではコントロールできなくなってしまったときには、入院治療が必要な場合があります。アルコール依存症では、断酒による離脱症状の治療のために入院することもあります。

　入院では、飲酒しない生活パターンを確かなものにするために、行動できる範囲を段階的に広げる**行動療法**がよく行われます。例えば、最初は病棟の中だけで過ごし、次に病院内を散歩し、問題がなければ「売店で買い物ができる」などの具体的な行動目標を治療者と本人が話し合って決めます。外来でも、行動を決めてもらったほうがうまくいくタイプの人や、家族など周りの人の協力が得られる場合には効果的なこともあります。

▶ 心理教育と組み合わせる

　Eさんは飲酒を続けるうちに、家の中で倒れたり足がむくんだりなど、目に見えて体調が悪くなったために内科に入院し、精神科病院を紹介されました。治療にはあまり乗り気ではありませんでしたが、書類にサインして入院しました。最初は部屋の中だけで過ごし、しばらくすると売店で買い物ができるようになりました。アルコールが手に入らないときは「飲みたい」とは思いませんでしたが、病棟のテレビで酒のCMを見ると「飲みたい」と思いました。あまり治療になっているようには感じませんでしたが、実際にアルコールを飲まない生活が1か月以上も続いたのは久しぶりでした。行動療法と併せて、アルコールは肝臓や脳など身体に悪い影響があり、精神的な依存もあるといった**心理教育**を、ほかの患者さんと一緒に受けました。Eさんは、酒をやめるのは楽しみがなくなるのではなく、自分の健康を守るためだという積極的な意味がわかりました。

行動療法による回復のステップ 図

段階的に行動範囲を広げる

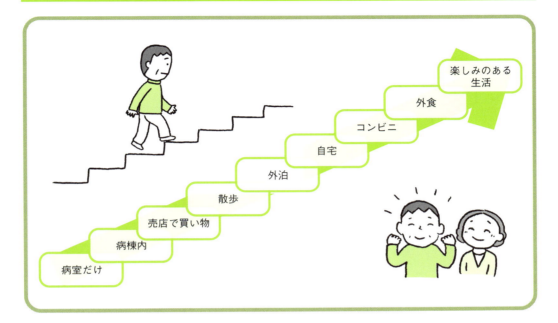

飲酒中心の生活から楽しみのある人生へ

酒ばかり気にする

気になるけれど飲んでいない

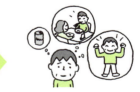
酒以外に楽しみがもてる

心理教育

本人や家族の心理面に配慮しながら
病気の知識や支援の情報を伝え
治療の動機づけや対処能力の向上を図る

05
依存症の条件反射制御法

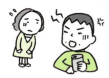

▶ 条件反射でやめられない点に注目する

　アルコール依存症などの依存や嗜癖行動は、しばらくはやめられても、何かのきっかけで再び衝動が抑えられなくなることがあります。一度**習慣となった行動は、似たような状況で繰り返し起きやすくなる**という**条件反射**があるからです。

　ある場面で決まって起きてしまう行動を変えるには、例えば缶ビールを見ても手に取らないというように、その状況に身をさらして慣れていく**曝露**が効果的です。これを発展させた**条件反射制御法**では、薬物依存に対して疑似注射を使うなど、積極的に曝露を体験して、**同じ状況でも事態をひどくする次の行動が起きないように訓練**します。ギャンブル依存症、過食や窃盗などの望ましくない行動がやめられない人にも効果的です。

▶ 行動が起こる場面で行動を制御する

　Eさんは、入院中は問題なく断酒できましたが、退院後、近所のコンビニエンスストアの前を通った際についつい寄ってしまい、前と同じように缶ビールを買ってしまいました。家に持って帰るわけにもいかず、店の外で飲み干してから帰宅しました。すぐにアルコールに手を出してしまった自分が嫌になりましたが、それからは外に出るたびにビールや焼酎を買ってしまうという、元の生活に戻ってしまいました。

　そこで、コンビニの前を通る、商品の棚の前を通る、商品を手に取るといった条件反射が起こりやすい状況について、実際の場面を想定して、問題となる次の行動に進まないように練習を重ねました。缶ビールを手に持つと気持ちが高ぶりましたが、飲んでしまうという次の行動に進まない練習を繰り返すうちに、気持ちが鎮まるのを実感しました。そしてコンビニの前で「ビールがあるな」と思っても、そのまま通り過ぎるようになりました。

条件反射を防ぐ 図

依存の条件反射

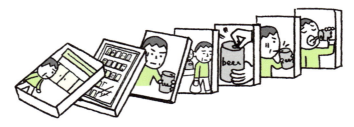

それぞれの場面で行動は反射的に起きると考えてみましょう。
意志の弱さや性格のせいではないのです。

行動を起きにくくする練習

ドアの前を通り過ぎる

陳列棚の前を通り過ぎる

缶を手に持ち、元の場所に戻す

次の段階に進まない訓練
- 場面に身をさらす＝曝露
- 何度もくり返して慣れる

缶に口をつけるが飲まない

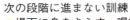
アルコールを飲まない行動の定着

アルコールでなくお茶を入れて飲む

05 依存症の条件反射制御法

06 節酒モデル

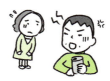

▶ ハームリダクションと節酒療法

ハームリダクションとは、飲酒などへの依存がやめられないときに、その行動による<u>健康被害（harm）を最小限にする（reduction）方法</u>をいいます。依存の被害には、精神的な健康や社会的な信頼を損なうことも含まれます。そのため、ストレスとうまく付き合う方法や、お互いの気持ちに配慮して自分の考えを相手にうまく伝える方法を練習するといった心理療法も、積極的に使われます。

飲酒量を減らしていく**節酒療法**の目的は、自分で飲酒をコントロールし、飲酒が中心にある生活から、普通の目標のある生活を取り戻すことです。治療では、依存が続くメカニズムや健康への影響など、正しい知識も提供されます。また、飲みたくてたまらないという気持ちを抑えるのに、ナルメフェンという薬が処方されることもあります。

▶ すぐにやめられなくても治療が進む

Eさんは、退院してからは毎日アルコールを飲む生活に戻ってしまいました。診察で実際の様子をありのままに話したところ、医師からは「ここまで頑張ってこられたのだから、身体の負担を減らすために、少しでも飲む量を減らしてみませんか」と言われました。飲んだことを注意されると思っていたので意外な提案でしたが、ホッとしました。そして、節酒を助けるためにナルメフェンが処方され、内服すると酒を飲んでもあまりおいしいと思わなくなった気がしました。心理士とは、これからやってみたいことや、飲みたい気持ちになったときにできること、ストレスとうまく付き合う方法などを話し合いました。そのうちに、気がつくと飲む量はそれまでの半分くらいになっていて、自分でも飲む量を減らせるのだと実感して自信がつきました。

節酒療法でコントロール 図

節酒の考え方

断酒 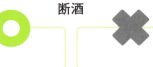 節酒

 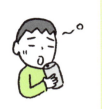 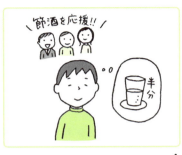

飲酒に支配されない普通の生活 ← 飲酒による健康被害を減らす

Eさんの場合

- また飲みました。やめるなんてムリですよ。
- やめようと意識されたのですね。少し飲む量を減らしてみませんか？
- やめなくていいのですか。ビール1缶くらいなら減らせるかも。
- いいですね。水分や、野菜などの栄養は摂ってください。

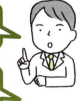

□ 飲みたい気持ちになったらできること
□ ストレスとうまくつきあう方法
□ 自分も相手も大切にできる人づきあい
□ 一度やってみたいと思っていたこと

一緒に考えましょう。

06 節酒モデル

07 解決志向アプローチ

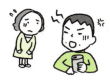

▶ 原因に注目してもうまくいかないとき

うまくいかないことがあると、誰でもその原因を探します。そして「本人がその気にならないといけない」「家族がもう少し優しくなればうまくいくのに」というように、**原因がなくなれば問題もなくなる**と考えます。しかし本人、家族などの関係者、治療者が、それぞれ問題点ばかり見ていると、お互いを責め合ってしまいます。そうすると、本人は他人と会うのが嫌になり、家族や治療者は本人の悪い面ばかりが目について、かかわり方がわからなくなってしまいます。さらに、本人が問題を受け入れないと「否認が強い」「まだ治療を受ける気になっていない」「本当に困らないと治療が進まない」というように、**うまくいかない理由をすべて本人のせいにする**ようにもなります。

▶ どうやったら解決するかに注目

解決志向アプローチ（solution focused approach：**SFA**）は、できていることに注目し、これからの解決のイメージを具体的に話し合う方法です。否認などの問題を扱わないため、本人と治療者がよい関係をつくりやすいのが特徴です。

Eさんには「飲酒はよくないけれど、どうしようもない」という無力感があり、家族や治療者から「なぜやめられないのか」と言われると、責められたと感じていました。解決志向アプローチでは「飲む量が少ないのはどういうときでしょう」という話題で、何気なくやっていたことが節酒に役立っていたと気づき、自分の工夫や努力が認められて気持ちが楽になりました。また、「酒を飲まなくなったら最初に何をするでしょうか」という話題で、これからできそうなことや本当はやってみたかったことが話し合えて、できることがまだあると気づき、希望がもてるようになりました。

118

解決志向アプローチによる介入　図

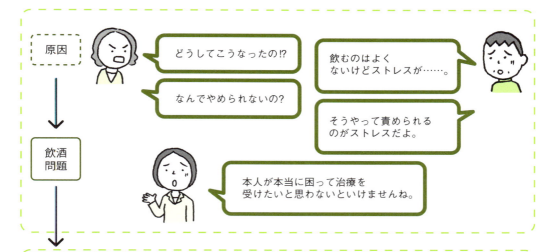

原因

- どうしてこうなったの!?
- なんでやめられないの?
- 飲むのはよくないけどストレスが……。
- そうやって責められるのがストレスだよ。

飲酒問題

- 本人が本当に困って治療を受けたいと思わないといけませんね。

解決　今までできていたことや、今できている行動に注目

- あまり飲まない日はどうしてますか?
- 今ほど飲まないときはどんな生活でしたか?
- 自分でつまみをつくって食べる日は酒はあまり飲まないです。
- 仕事から帰って妻と夕食を食べてました。

原因を探ろうとするだけでなく、解決にも注目できると視点が広がります。

過去	現在	未来
今までやっていたこと できていたこと 頑張ったこと	今やっていること 少しよいときの様子 大変なときの工夫 続けられるとよいこと	やってみたいこと 問題がなくなったら 最初にやること 解決のイメージの具体化

08 家族療法とシステムズアプローチ

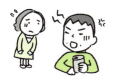

🟢 原因がわからないのが普通

　望ましくないことがあると「原因は何だろう」と気になりますが、たいてい原因は一つではなく、多くの出来事が関係しています（**多要因の関係**）。また、飲酒問題が家族関係を悪くし、家族関係が悪くなると飲酒が増えるといったように、出来事がお互いに影響し合う**循環的関係**もよく起きます。

　家族は本人の要求にしたがって酒を買ったり、迷惑をかけた相手に本人に代わって謝ったりして、結果的には依存が続くのを助けている**イネイブリング（enabling）**が起きることがあります。システムズアプローチでは「依存が治らない原因は家族にある」とは考えず、今までの出来事や人間関係が影響し合ってそうなっていると考えます。

🟢 家族などを含めた全体で考える

　アルコール依存や摂食障害などの**嗜癖行動**は、家族全体（家族システム）の人間関係や生活に無理があるところが、たまたま本人の問題として目立っていると考えられます。そこで、現在や今までに家族に起きた出来事や、もっと悪くならずにすんだのはどうしてか、そのためにどんな努力や工夫があったかを知ることが治療につながります。

　Eさんは食べることが好きで、仕事をしているときには休日によく料理をつくり、家族と一緒に食べていました。治療者は、Eさんと妻にそのときよかったことを詳しく聞いて、食事は妻と一緒に「いただきます」と言って食べること、酒を飲むときには必ずおつまみを自分でつくってスマホで写真を撮ること、を最初の治療目標としました。

　そのうち飲酒量は少し減り、Eさんと妻の関係はずいぶんよくなりました。そして、遠方で暮らす息子家族のところへ、数年ぶりに会いに行くことになりました。

システムズアプローチによる介入 図

原因は一つだけではない

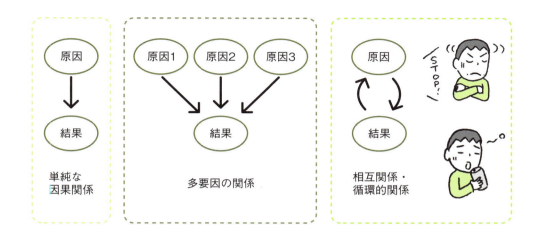

全体の関係をみて介入

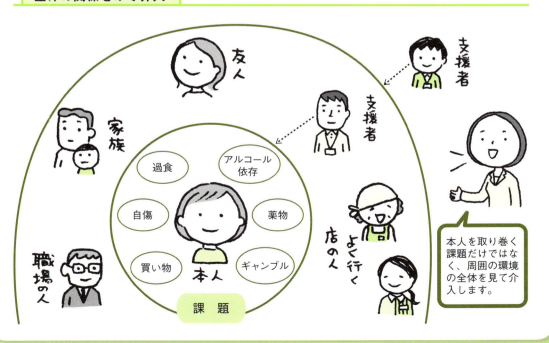

本人を取り巻く課題だけではなく、周囲の環境の全体を見て介入します。

第7章参考文献

（以下 web サイトの最終アクセス日：2025年1月20日）

- アルコホーリクス・アノニマス（AA）：https://aajapan.org/
- 公益社団法人全日本断酒連盟：https://www.dansyu-renmei.or.jp/
- 平井愼二『条件反射制御法：物質使用障害に治癒をもたらす必須の技法』遠見書房，2015.
- インスー・キム・バーグ，スコット・D. ミラー著，斎藤学監訳，白木孝二ら訳『飲酒問題とその解決：ソリューション・フォーカスト・アプローチ』金剛出版，1995.
- ティム・ローワン，ビル・オハンロン著，丸山晋監訳，深谷裕訳『精神障害への解決志向アプローチ：ストレングスを引きだすリハビリテーション・メソッド』金剛出版，2005.
- 東豊『新版 セラピストの技法：システムズアプローチをマスターする』日本評論社，2019.

第 8 章

トラウマを抱えた人への心理療法

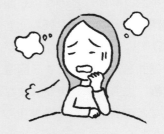

01 トラウマとは

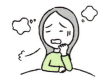

自分の安全が損なわれる体験

トラウマは、自分では対処できないほどの強い衝撃を受けてできる心の傷のことです。災害や戦争、事故、性暴力や暴行、虐待などの経験がトラウマとなります。それらがトラウマになるかならないかは個人差が大きく、出来事の衝撃の強さが対処できるという自信を超えてしまった場合、トラウマになりやすいようです。

私たちが安心して生きていくには、自分への信頼感と世の中への信頼感が必要です。しかし、あまりに強い衝撃を受けると、自分に起きたことにふだんどおりの対処ができなくなってしまいます。すると、自分と世の中への信頼感が損なわれて「私は大丈夫」という感覚が湧かなくなり、そのような状態をトラウマといいます。

PTSDを発症することがある

トラウマの結果として起こる心の病気の一つが、**PTSD（Post Traumatic Stress Disorder：心的外傷後ストレス障害）**です。トラウマになるような出来事を体験すると、不安や不眠、動悸などの反応が起きます。これらは自然に回復していきますが、1か月以上持続したときにはPTSDと診断されます。

PTSDでは、不意に嫌な記憶がよみがえる**侵入体験**、トラウマと結びつく状況や似たような場面を避けようとする**回避**、周囲に過剰に敏感になり、常に神経が張りつめている**過覚醒**、意識のまとまりやつながりが一時的に失われる**解離**などの症状があります。

虐待などの長期にわたるトラウマ体験によって起きる**複雑性PTSD**でも、同じような症状があります。さらに、自分は無価値だと考えやすく、感情を調整したり対人関係を築いたりするのが難しくなってしまうことも特徴です。

トラウマとPTSD　図

トラウマとは

出来事の衝撃の強さ＞対処できる自信　となった状態

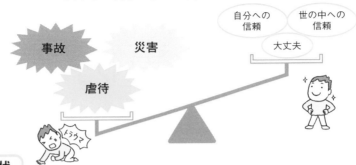

PTSDの症状

侵入体験	出来事の記憶が繰り返しよみがえる。記憶がよみがえったときには、出来事を体験したときと同じような心身の苦痛を伴う	
回避	トラウマと結びつくような状況や、苦痛を引き起こしそうな体験を避けるために、トラウマとなった出来事と似た状況（人、場所、会話など）を回避する	
過覚醒	周りに過敏になり、些細なことで怒りが爆発したり、小さな物音や人の動きにとても驚いたりする。不眠や強い不安、焦りを感じ、物事に集中できなくなる	
解離	「自分が自分でない（自分を外から眺めている）」「現実でない」「時間が進むのが遅い」などと感じる。その時自分が何をしていたかよく覚えていないこともある	
認知と気分の陰性変化	「自分のせいでこうなった」と過度に自分を責めたり、関心や興味をもたなくなったり、周りから孤立していると感じたりする	

01　トラウマとは

02
トラウマを抱えた人の事例

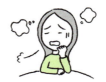

🟢 交通事故でトラウマを抱える

　Fさんは、車の運転中、急に対向車線から飛び出してきた車と衝突してしまいました。一瞬の出来事でしたが、この様子をFさんは今でもありありと覚えています。そのときは、今まで体験したことがないほどの**強い死の恐怖**を感じました。一命はとりとめたものの、あちこちの骨折で1か月入院しました。入院中は、事故の夢を繰り返し見てうなされ、病室のアラームが鳴ると激しい動悸が起きました。

　退院後は、突然何の前触れもなく、事故のことが鮮明な映像として脳裏によみがえり、激しい動悸や冷や汗に襲われました。自宅では周りのことにとても敏感になり、小さな物音にビクッとしたり、家族の何気ない一言に強く反応してイライラしたりするようになりました。

🟢 さまざまな症状のために生活が難しくなる

　周りからは「日にち薬で、しばらくするとよくなるよ」と言われましたが、症状は次第にひどくなりました。車に乗ろうとするだけで気分が悪くなり、車に乗るのを避けるようになりました。そのうち外出も怖くなり、復職日にも出勤できませんでした。この様子を心配した家族に勧められて、精神科を受診するとPTSDと診断され、さらに1か月休職することになりました。それからずっと家で過ごしています。

　Fさんは、いつも気持ちが張り詰めてピリピリしています。また、急に糸が切れたようにぼんやりして、自分が自分でない感じがすることもあります。事故は相手の責任だったのですが、「自分が不注意だったのがいけない」「仕事もできない自分には価値がない」と、自分が悪いと考えてしまうようになりました。

Fさんの事例より 図

Fさんと家族

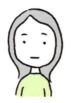
Fさん（24歳・女性）

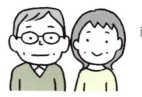
両親（ともに55歳）

Fさんに見られたPTSD症状

侵入体験	事故の夢を繰り返し見てうなされる
侵入体験	病室のアラームが鳴ると激しく動悸がする
侵入体験	突然何の前触れもなく事故のことが鮮明な映像として脳裏によみがえる。激しい動悸や冷や汗
過覚醒	周りにとても敏感になる。小さな物音や家族の何気ない一言に強く反応してイライラしたりする
回避	車に乗ろうとすると気分が悪くなり、車に乗るのを避ける。外出も怖くなり、出勤できず会社を休む
解離	急に糸が切れたようにぼんやりする。自分が自分でない感じがする
否定的思考	「自分が不注意だったのがいけない」「自分には価値がない」と、自分が悪いと考える

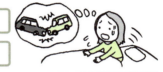

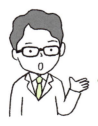

本章で学ぶ心理療法／技法

トラウマインフォームドケア ➡ P.130　　コーピング ➡ P.132
持続エクスポージャー療法 ➡ P.134　　EMDR ➡ P.136
認知処理療法 ➡ P.138　　支援者の心のケア ➡ P.140

03 トラウマを抱えた人のアセスメント

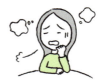

▶ 心身と生活の問題を理解

　トラウマを抱えた本人との面接では、信頼関係を築くように気を配りながら、トラウマとなった体験を聞きます。トラウマを抱えた人は「被害体験を話してもよいのだろうか」と戸惑い、「話してもわかってもらえるはずがない」と思っています。これには、世の中への信頼感が損なわれてしまったことが関係しています。

　支援者はまず、**そう考えるのは自然**だと保証します。そして、その出来事はどれほど大変だったのかを、一般論ではなく、**本人がどう体験したのか**に注目して聞きます。同時に、**どんな症状が心身に現れて、どう生活に影響したのか**も尋ねましょう。

　話の内容だけではなく、話し方や表情などの本人の様子にも気を配りましょう。急にソワソワしたり、うつろな目つきになったりといった変化があれば、それはどのようなやりとり（会話の発言）が関係していたのかを具体的に考えましょう。こうした変化は、**解離**などトラウマによる症状が起きていることを示しています。

▶ トラウマ記憶に安全に向き合う

　生命の危機にかかわる体験は、脳に**危険な記憶**として残ります。トラウマを抱えた人では、その体験を思い出させる無害な刺激（リマインダー）によって、体験時と同じ心理的・身体的な反応が出てしまいます。

　心理療法では、トラウマ記憶を扱う機会が多くあるので、本人の体験には細心の配慮が必要です。うまくいっているかどうかは、本人への支援者のかかわりが**「自分への信頼感」と「世の中への信頼感」を高める体験となっているか否か**を基準に判断します。アセスメントのための聞き取りでも、このことを意識しましょう。

トラウマを抱えた人のアセスメント　図

解離を起こしている可能性がある人の特徴

動きが止まり、一点を見つめたままになる	無表情になる	感情表出が乏しく、淡々と話す	つらい話題でも、不釣合な表情をする（笑顔など）

アセスメント時の配慮のポイント

症状は当然の反応であると保証	衝撃的な出来事を体験した後に生じるPTSD症状は、体験者には「異常なこと」として理解される。しかし、実際は「異常な出来事に対する正常な反応」であり、そのことを理解するだけでも安心できる
日常生活の困りごとを丁寧に確認する	当時のことを話したくない人もいれば、解離症状で「よく覚えていない」という人もいる。まず、日常生活で困りごとはないか丁寧に確認することから始める
質問の意図を伝える	踏み込んだ質問をする前には、「今後のサポートの参考にしたいので、答えられる範囲でよいのですが」などと、まず質問の意図をあらかじめ伝える。そうすると、相手は納得して過度な警戒が和らぎ、答えやすくなる
無理に答えなくても大丈夫と保証	答えに戸惑っているときは、「つらければ無理に答えなくても大丈夫ですよ」と保証する。そうすることで、整理がついていないことを話して傷つくのを防ぎ、支援者への安心感が高まる
当事者の感じ方を尊重する	訴えを支援者がありのまま認めることで、本人は「自分が感じていることは変ではない」と思え、「支援者は受け止めてくれた」と理解して、「自分と世の中への信頼感」を取り戻し始める

04 トラウマインフォームドケア

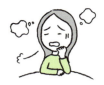

▶ 誰にでもトラウマがあるかもしれないという視点

トラウマインフォームドケア（Trauma Informed Care：TIC） とは、支援者がトラウマについての知識や対応を身につけ、「この人はもしかするとトラウマがあるかもしれない」という視点をもって支援することをいいます。1990年代後半から米国で行われた研究で、小児期に虐待などの逆境体験がある人は多く、さまざまな困難のリスクになっているとわかりました。このことから、TICの方法が広まりました。

TICでは、トラウマに関する理解を基に、支援を受ける人と支援者の両方の心身の安全を保障します。そして、トラウマの影響があったとしても、その人の自分や世の中への信頼感が回復することで、生きる力を支えようとする姿勢を重視します。

▶ TICの四つの基本原則

TICでは、**四つのR**が基本原則です。一つ目の<u>理解する（Realize）</u>は、トラウマがもつ影響力や、そこからの回復に役立つ知識を理解します。二つ目の<u>気づく（Recognize）</u>は、トラウマがその人や周りにどう影響しているかに気づくことです。三つ目の<u>対応する（Respond）</u>では、トラウマの理解に基づき、適切なケアを実践します。四つ目の<u>再受傷させない（Resist re-traumatization）</u>では、その人が再びトラウマ体験をしないように、支援者は積極的に配慮します。

TICでは、トラウマを抱えた人の強みにも注目します。その人がトラウマの理解を深め（心理教育）、トラウマによる影響へ対応する方法を身につけて、自分で状況をコントロールしてうまく生活できるように、できていることを見つけてその力を支えます。

「トラウマがあるかも」との前提でかかわる　図

トラウマケアの三段階

- トラウマに特化したケア（Trauma Specific Care）
  - **トラウマの影響を受けている人が対象**
  - PTSDの症状を改善する心理療法などトラウマからの回復を促す専門的支援
- トラウマに対応したケア（Trauma Responsive Care）
  - **リスクを抱える人が対象**
  - トラウマの影響を最小限にし、健全な成長や回復を促すための支援
- トラウマインフォームドケア（Trauma Informed Care）
  - **すべての人が対象**
  - トラウマの理解と生活への影響について一般的な知識を持ったかかわり

トラウマインフォームドケアの四つのR

理解する（Realize）	気づく（Recognize）	対応する（Respond）	再受傷させない（Resist re-traumatization）
交通事故がトラウマとなり、PTSDとなることがある	事故の話で急にぼんやりするのは、解離かも	そういうときは、無理に話さなくて大丈夫だと保証する	トラウマの再体験を防ぐ

Fさんへのトラウマインフォームドケア

04　トラウマインフォームドケア

05 トラウマ反応へのコーピング

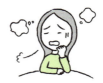

🟢 大丈夫という感覚を取り戻す

　トラウマは、自分では対処できないほどの強い衝撃によるものなので、さまざまな反応が続いてしまうと「自分は対処できる」いう気持ちがしぼんでしまいます。

　特に PTSD の症状は、自分の意に反して起きて苦痛も強いため、「自分の力ではどうにもできない」という気持ちが強まってしまいます。こうした体験は、自分への信頼感をますます損ね、PTSD をさらにひどくします。

　そのため、PTSD からの回復には、**自分で対処できる範囲を少しずつ広げて、「私は大丈夫」という感覚を取り戻す**ことが大切です。

　あらゆる心理療法においても、まず**安全感と安心感を強める**ことが基本となります。

🟢 トラウマ反応への簡単な対処法

　そのために役に立つスキルが、**トラウマ反応へのコーピング（対処）**です。例えば、過呼吸発作には**呼吸法**（➡ P.78）が有効です。いつもピリピリして、強い不安やイライラを感じる過覚醒が生じているときは、**肩のリラクセイション**が有効です。ぼんやりして現実感が伴わない解離には、「地に足がしっかりついた感じ」を身体で味わう**踏みしめ課題**が有効です。これらは、臨床動作法（➡ P.174）を援用しています。

　思い出したくもないのに嫌な記憶がよみがえる侵入体験のために起きる、恐怖や不安などの不快な感情への対処には、**キャラハン**が開発した心理療法である **TFT（Thought Field Therapy）**や、**エリクソン**により技法化された**コンテイナー技法**があります。コンテイナー技法は、嫌な記憶を容器に入れて別の場所に置いておくというイメージによって、安全感をつくり出し心の不調に陥るのを防ぐことを目的としています。

トラウマ反応へのさまざまなコーピング 図

肩のリラクセイション

肩をゆっくりと上げて、ストンと下ろすという簡単な課題です

① ・背筋をまっすぐに伸ばし、腕を真横におろす

② ・肩をゆっくり上がるところまで上げる
・肩以外に力を入れないように
　腕や肘が突っ張ったら、力を抜く
　首に力が入ったら、あごを引く

③ ・肩をストンとおろす
・肩をおろすとき、気持ちよさを味わう
・力の抜けた感じを味わう

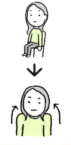

ふみしめ課題

上半身をまっすぐにしたまま、ゆっくりと膝を曲げていき、脚の裏で床をギュッと踏んでいる感じを味わうという簡単な課題です

① まっすぐな姿勢で立つ（両足は、肩幅くらいに広げる）

② 上半身はまっすぐにしたまま、ゆっくりと膝を曲げていく

足の裏に注目し、足の裏で床をギュッと踏んでいるのがわかるとそこで止める
（曲げようと無理しすぎなくてよい）

ギュッと踏んでいる感じを味わい、「地面をしっかり踏んでいる」と心の中で唱えて、ゆっくりと膝を伸ばす

これを2〜3回繰り返す

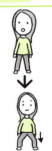

コンテイナー技法

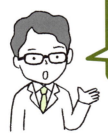

嫌な記憶が浮かんで圧倒されそうになったら、それをしっかりした箱に優しく入れて鍵をかけます。その箱は別の場所にそっと置きましょう。

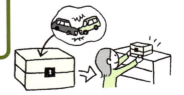

06 持続エクスポージャー療法

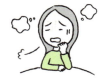

■ トラウマ体験に想像でチャレンジ

持続エクスポージャー療法（prolonged exposure therapy：PE） は、**フォア**らが開発したPTSDの心理療法です。1回90分の面接を10回ほど行うのが基本で、想像エクスポージャーと現実エクスポージャーの二つを用い、安全な環境でトラウマ記憶に慣れることを目指します。

想像エクスポージャー では、トラウマを体験した場面を、今まさにそこにいるかのように現在形で繰り返し語ります。支援者は「今どこにいますか」「身体はどんな感じがしますか」のように、当時の記憶を鮮明に思い出せるよう質問します。そして、5分おきに不安の強さ（自覚的障害単位：SUD）を点数にして表現してもらい、不安が徐々に下がるのを確認します。

■ 避けている場面にチャレンジ

現実エクスポージャー では、トラウマ体験のために避けている場面に実際にチャレンジします。このときには、不安の弱い場面から強い場面までを並べた不安階層表（→P.80）をつくります。そして、不安が弱い場面から強い場面へと、段階的に現実の場面を体験し、徐々に慣れていきます。持続的に恐怖を感じる対象に曝されることで、「記憶をなくすことはできないけれど安全に覚えていられる」ようになることを目指すのです。こうしたチャレンジは、次の面接までの間にホームワークとして行います。

このほかにも持続エクスポージャー療法では、不安に対処できるという自信を高めるために、呼吸法を学んだり、「こんなふうになるのは私が弱いからだ」という否定的な考えを現実的な考えに変えてみるなどのやりとりも行われます。

想像と現実を通したトラウマ記憶への挑戦　図

想像エクスポージャー

- 今どこにいて何をしていますか？
- うまくできていますよ。その調子です。
- 今の不安の強さは、何点くらいですか？

- ○号線を、ショッピングモールに向けて運転しています。
- 対向車線から、車がこちらに突進してきます。
- 100点です。

- 今まさにそこにいるかのように現在形で語ってもらう
- 30～60分程度実施
- 録音したものを、自宅で聞く

現実エクスポージャー

- 避けている場面を、怖さに応じて表にしましょう。
- 運転以外で、日常生活で避けていることは？
- もっとも避けたい場面は？
- 最初のステップは、毎日夜のニュースを1時間見ることにチャレンジしませんか。

- ニュースを見ることです。たまに事故のニュースがあるので。
- 事故のあった道を通ってショッピングモールに行くこと。でも、あそこを通らないと、お店に行けなくて。

- ➡P.80で紹介した手順で、避けている場面の不安階層表をつくる
- 避けなくても不安が下がると身をもって納得するために、一定の時間がかかる課題を設定する
- 定期的にSUDを評価し、不安の変化を客観的に観察する

07 EMDR

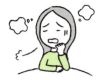

▶ 記憶を健康なネットワークに結びつける

　EMDR（Eye Movement Desensitization and Reprocessing：眼球運動による脱感作と再処理法）とは、**シャピロ**が開発した心理療法です。トラウマ記憶を思い出し、同時に眼を左右に高速で動かすという**両側性刺激**を、手続きに則って体験することで、トラウマ記憶の影響を減らしていく方法です。

　適応的情報処理という理論では、トラウマとなる出来事が体験された当時のままの不健康な状態で記憶されているのでPTSDの症状が出る、と説明しています。トラウマ記憶を思い出して、眼球運動など両側に注意を向ける刺激によって、その記憶が健康なネットワークに結びつけられて、症状が和らぎPTSDの回復につながります。

▶ 八段階で進める

　EMDRには、**成育歴・病歴の聴取、準備、アセスメント、脱感作、植え付け、ボディスキャン、終了、再評価**の八段階があります。

　準備では、トラウマと安全に向き合う方法を学びます。そして、治療対象とする記憶を決めて、関係する考えや気分、身体感覚などをアセスメントします。脱感作では、その記憶を思い浮かべながら、支援者が左右に振る指先を眼の動きだけで追います（両側性刺激）。その後、不安や不快の強さ（自覚的障害単位：SUD）を確認します。その記憶が健康的なネットワークと結びつくようになると、SUDは下がります（記憶の再処理）。植え付けでは、その記憶と同時に肯定的な考えも思い浮かべ、両側性刺激を加えます。そして、記憶に伴っていた身体感覚が残っていないかどうか、身体に注意を向けて調べるボディスキャンを行い、安定した状態であれば一連の手順は終了です。

両側性刺激の活用 図

EMDR

「今、どんなことに気づいていますか？」
「それを思いうかべながら。」

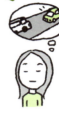
ターゲット記憶
車で運転中、対向車線から車がこちらに向かって突っ込んで衝突した
「車を運転していると、向こうから車が突っ込んできます。」

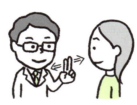

EMDRの八段階

成育歴・病歴の聴取	相手の成育歴と病歴を聴き、人生のなかの肯定的または否定的な出来事から治療のターゲットとなりそうなものを見つける
準備	トラウマ記憶と安全に向き合えるためのスキルを習得する。想像による安全な場所の開発と強化が用いられることが多い
アセスメント	ターゲットとなる記憶を定め、それに関する映像や考え、気持ち、身体感覚などについてとらえる
脱感作	ターゲット記憶を思い浮かべながら両側性刺激を加え、ターゲット記憶を健康的なネットワークに結びつける（再処理）
植え付け	ターゲット記憶と肯定的な考えを結びつけ、ターゲット記憶における肯定的な考えの影響力を強める
ボディスキャン	ターゲット記憶に関する身体感覚が残っていないか身体に注意を向け、残っていたら再処理を行う
終了	相手が安定していることを確認し、次の面接までに相手が安全に過ごせるように、準備で見つけた対処法について確認する
再評価	ターゲット記憶について評価し、必要に応じて治療計画の再検討を行う

08 認知処理療法

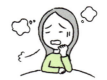

▶ 回復を妨げる考えに注目する

認知処理療法は、トラウマとなる出来事のために起きたPTSDや抑うつ、罪悪感に対して効果がある心理療法で、**リーシック**らが開発しました。個人療法としても集団療法としても、または両方を組み合わせてもできます。

個人療法では、週に1回の面接を原則12回行います。まず、PTSDからの回復を妨げる考え方である**スタックポイント**を見つけることから始めます。これには、安全、信頼、力とコントロール、価値、親密さの五つのテーマが関係することがあります。そして、認知療法（➡P.42）の手法で、その考え方をさまざまな角度から見つめ直します。

▶ 五つのテーマの考え方を見つめ直す

治療では、まずPTSDや認知処理療法について学び（心理教育）、トラウマとなった出来事が自分の人生にどう影響したかを書き出します（出来事の意味筆記）。出来事をどう解釈するかで感情は変わるという、出来事と考えと感情のつながりを理解して、自分自身を通して観察する練習を繰り返します。

そして、トラウマとなった出来事に対する考え、特に罪悪感を生み出す考えに注目します。支援者は、本人がその考えをさまざまな角度から見つめ直せるように対話を進めます。その際、トラウマ体験に影響されやすい上記の五つのテーマについて、自分の考え方をさまざまな角度から見つめ直します。最終回では、新たにわかった「出来事の意味筆記」を読み上げます。始めに書いたことと比べて、考え方が変わったのに気づくことが、今後の生活に活かされます。

スタックポイントとその解消 図

認知処理療法のテーマ

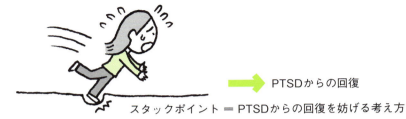

→ PTSDからの回復

スタックポイント＝PTSDからの回復を妨げる考え方

5つのテーマのいずれかに関係することがある

- 安全
- 信頼
- 力とコントロール
- 価値
- 親密さ

「世界はいつも死が隣り合わせの危険な場所だ」 ← Aさんのスタックポイント → 「自分は価値がない存在だ」

スタックは「動かせなくなる、はまりこむ」という意味。
ぬかるみや溝にタイヤがはまって空転し、前にも後ろにも進めない状況をいう

スタックポイントを解消する質問

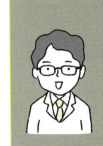

「世界はいつも死が隣り合わせの危険な場所だ」
- そう考えると怖いですね。
- そう考える根拠はどんなことがありますか？
- その考えと矛盾する事実はどんなことがありますか？

「自分は価値がない存在だ」
- そう考えると自分の心から力が奪われたように感じますね。
- そう考えるメリットには、どんなことがありますか？
- そう考えるデメリットには、どんなことがありますか？

- 認知療法（➡P.42）の手法で、その考え方をさまざまな角度から見つめ直す
- 支援者の考えを伝えず、相手が新たな考えを見つけ出せるように、自問を通して気づきを促すソクラテスの質問を繰り出す

09 支援者の心のケア

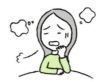

▶ 支援者が体験する二次受傷

　トラウマ体験のある人の話を聴き、支援をしていると、被害者と同じようなPTSD反応が支援者にも現れることがあります。これを**「二次受傷」**または**「代理受傷」**といいます。被害者の話が頭の中で繰り返されたり、悪夢を見たりする**侵入体験**、身近な人との安定した関係を維持するのが難しくなる**回避**、小さな物音に敏感になったりイライラしたりする**過覚醒**などの反応が起こり得ます。

　トラウマを扱う支援者は、**誰もが二次受傷のリスクを抱えています**。また、生死にかかわる状況や災害後の過酷な状況で活動にあたる対人援助職や救急隊員、警察官、自衛官なども二次受傷のリスクがあります。

▶ 抱え込まずサポートし合う

　二次受傷の研究は、近年増えています。職場や同僚からのサポートがあると感じている支援者は、そうでない人より二次受傷になりにくいようです。一方で、トラウマによる影響や支援の難しさを理解していない同僚が多いと、二次受傷に陥りやすくなります。「トラウマは誰にでもあるかもしれない」というトラウマインフォームドケア（➡P.130）の考えに基づき、職場のスタッフ間でトラウマへの学びを深めることが大切です。

　トラウマを抱える人の支援者は、決して一人で抱え込まず、**支援者同士のつながり**を職場内外でつくりましょう。そして、具体的な対応へのアドバイスなどの**技術的なサポート**や、話を聴いてもらうなどの**気持ちのサポート**を受けましょう。自分の心の健康を保つためには、仕事とは無関係のオフの時間を充実させることも大切です。

支援者の心のケア　図

二次受傷に陥りやすい支援者

- トラウマによる影響や支援の難しさを理解していない同僚が多い

- 職場や同僚からサポートを得られていない

- 支援者自身がトラウマに関する知識やスキルが乏しい

- 支援者自身に過去にトラウマ体験がある

- 現在の生活で強いストレスを感じている

二次受傷を防ぐサポート

気持ちのサポート

上司や同僚、同じ専門職などと支援者同士のつながり
- 話を聞いてもらう
- 共感を得る
- 勇気づけられる

技術的なサポート

- 具体的な対応についてアドバイスをもらう
- 問題解決に必要な情報をもらう

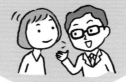

第 8 章 参考文献

- 飛鳥井望『PTSD とトラウマのすべてがわかる本』講談社，2007.
- 水島広子『対人関係療法でなおすトラウマ・PTSD：問題と障害の正しい理解から対処法，接し方のポイントまで』創元社，2011.
- 小西聖子『犯罪被害者のメンタルヘルス』誠信書房，2008.
- 亀岡智美（編）『実践トラウマインフォームドケア：さまざまな領域での展開』日本評論社，2022.
- エドナ・B・フォア，エリザベス・A・ヘンブリー，バーバラ・O・ロスバウム著，金吉晴，小西聖子監訳『PTSD の持続エクスポージャー療法：トラウマ体験の情動処理のために』星和書店，2009.
- ロビン・シャピロ編，市井雅哉，吉川久史，大塚美菜子監訳『EMDR がもたらす治癒：適用の広がりと工夫』二瓶社，2016.
- P・A・リーシック，C・M・マンソン，K・M・リチャード著，伊藤正哉，堀越勝監修『トラウマへの認知処理療法：治療者のための包括手引き』創元社，2019.

142

第 9 章

発達障害（神経発達症）の心理療法

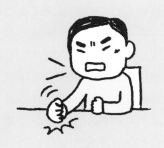

01 発達障害とは

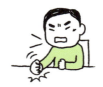

発達障害の種類

発達障害とは、成長とともに発達するはずの運動や精神のはたらきが、生まれつきの理由によって、遅れたり妨げられたりする障害です。それぞれの特徴によって、**自閉スペクトラム症**（Autism Spectrum Disorder：**ASD**）、**注意欠如・多動症**（Attention Deficit/Hyperactive Disorder：**ADHD**）、**限局性学習症**（Specific Learning Disability：**SLD**）などに分類されています。

時代とともに、発達障害が扱う範囲や病名の付け方は変わってきています。自閉スペクトラム症は、従来は**自閉症**や**広汎性発達障害**といわれ、その中に**アスペルガー症候群**などが含まれていました。また、米国精神医学会の最新の診断基準である**DSM-5**日本語版では、発達障害は**神経発達症**という呼び方に変わりました。

障害特性を正しく知り生活のしづらさを支援

コミュニケーションが苦手ならASD、注意集中できなければADHDなどと、**目立っている行動だけで診断が決まるわけではありません**。障害特性には、視覚や聴覚や身体のバランスなどの感覚、感情を伴う出来事の記憶、他人の行動を見たときに起きる脳の反応、次に起きることの想像など、脳や身体の基本的なはたらきが関係しています。

支援者は、大まかな病名を聞いて納得した気にならずに、できているところと難しいところを細かく正確に知りましょう。脳のはたらきをすぐに変えることはできませんが、他人とうまく関係がとれないことや、急に動き出すなど場にそぐわない行動は、障害特性だからといって変化しないわけではありません。それらの生活課題には、現実にあった能力が身につくようにさまざまな心理療法が活用できます。

発達障害（神経発達症）の特徴　図

現在の分類と従来からの名称

自閉スペクトラム症　ASD
自閉症、広汎性発達障害（PDD）
カナー症候群、アスペルガー症候群

注意欠如・多動症　ADHD
注意欠陥多動性障害

限局性学習症　SLD
学習障害（LD）

診断名だけではその人のことはわかりません。

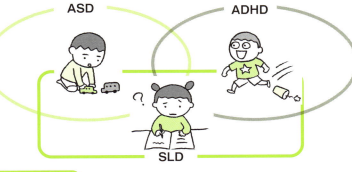

特徴と困りごとを知る

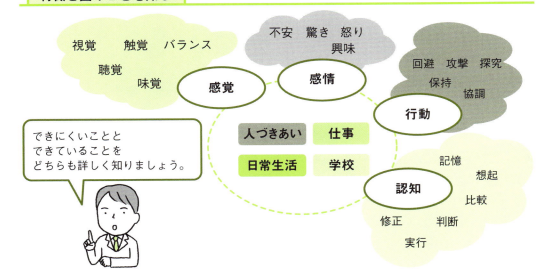

できにくいこととできていることをどちらも詳しく知りましょう。

01　発達障害とは　145

02 発達障害の事例

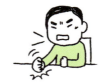

🟩 人づきあいが苦手

　Gさんは子どもの頃から人づきあいが苦手でした。うまくいかないことや気に入らないことがあると、相手を攻撃する口調で大声になってしまい、机を叩くなど相手を怖がらせてしまうことがありました。自分でもよくないと思っていても、ふるまいを変えられず、周りの人は戸惑い対応の仕方がわかりませんでした。

　最近は、Gさんの母は介護サービスが必要になりました。Gさんは、ケアマネジャーの説明を母と一緒に聞きましたが、細かいことばかり気になります。相談するうちに不機嫌になり、計画が決まりかけても「それは元々やりたくなかった」と大声で言うので、話が進みません。ケアマネジャーは、Gさんが怒らないようにいつも気をつかい、母のサービス利用を進めるにはどうしたらよいのか悩んでいます。

🟩 がんばっているはずなのに失敗ばかり

　Hさんは、小さい頃から落ち着きがなくて人の話が十分聞けず、学校ではよく注意されていました。高校生になってからは、相手の話がよくわからなくても、質問して説明を聞くのが面倒で「わかりました」と取り繕っていました。そのため、結局やり方を間違えて試験でもうまくいきません。周囲からは理解力が低いと思われています。

　出かけるときは大切なものが見つからず、探していると部屋はすぐに散らかってしまいます。学校の大切な書類をよく忘れ、友だちとの待ち合わせにはいつも遅刻してしまい、自分でもどうしてこうなるのか不思議です。友だちと遊ぶとその悩みも忘れていましたが、「もっとしっかりして」と周囲から注意され、家でも学校でも失敗を重ねるうちに「自分はダメだなぁ」と考え、気分が暗くなることが増えてしまいました。

GさんとHさんの事例より 図

Gさんと家族

Gさん（50歳・男性）

母（75歳）

対人関係の課題
- 子どもの頃から人づきあいが苦手

  気に入らないことがあると……

  大声を出し机を叩く
- 親のサービス利用が進まない

  細かいことが気になり大声

Hさんと家族

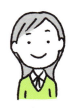
Hさん（16歳・女性）

両親（ともに45歳）

がんばっても失敗ばかり
- 落ち着きがない、話が聞けない

  わかったふりをして、間違える
- 大切な物を忘れ

  待ち合わせに遅刻
- 「自分はダメだ」と

  落ち込む

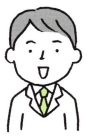

本章で学ぶ心理療法／技法

構造化・環境調整 ➡ P.150

応用行動分析（ABA）➡ P.152

家族支援とペアレント・トレーニング ➡ P.154

02 発達障害の事例　147

03 発達障害のアセスメント

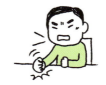

▶ 知能・発達検査

　人間には多くの知的な機能があり、これを決まった手順で評価するのが、**ウェクスラー式知能検査**（WAIS）です。子どもには **WISC** や**鈴木ビネー検査**が使われます。これらでは、言葉の理解、目で見ての理解、記憶力、記号を探したり書いたりする速さなどを調べて、得点をつけます。そこから知能指数（IQ）が算出され、100を基準としてどの程度かを判断します。全項目で得点が低くなる知的障害と比べて、発達障害ではできた項目とできなかった項目の差が大きいのが特徴で、どこが難しいのかに注目します。

　このほかにも人格・性格検査や、生活の困りごとなどの体験や周りの人から見た様子を尋ねる**構造化面接**も使われます。また、ADHD では A-ADHD や ADHD-RS、CAARS（Conners Adult ADHD Rating Scale：コナーズ評価スケール）といった本人や家族が書く質問票など、診断名ごとに工夫された検査があります。

▶ 診断は総合的に

　検査は、発達障害の特徴を見つけたり、症状を細かく調べたりするのが目的です。診断は、本人の体験や実際の生活の状況などを参考にして、総合的に判断して決まります。

　Gさんは、自分自身をどう理解し、他人の気持ちをどのように想像するのか、ストレス状況ではどう振る舞うのかといった心理検査を受けました。その結果、自閉スペクトラム症の特徴があるためにコミュニケーションが難しかったとわかりました。

　Hさんは、WISC では全体的な知能は問題ありませんでしたが、数字を覚えるのと同じ記号を見つける作業ができにくいとわかりました。生い立ちや生活を振り返る質問表や面接で、困りごとが具体的にわかってくると、ADHD の特徴がはっきりしました。

発達障害の検査とアセスメント 図

仕事　人づきあい　生活

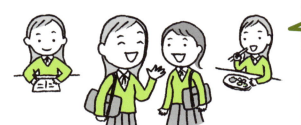

漠然と見てもわからない

↓

検査で正確に見る

WAIS
WISC

IQ { ことばのIQ／動作のIQ／全体のIQ }

ことばの理解
見てわかる
概念・知識
記憶・動作

発達障害ではできることとできないことの差が大きい

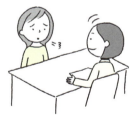

生活の困りごと
☐相手の話に集中できない
☐時間が守れない
☐約束をいつも忘れる
☐すぐ物をなくす
☐優先順位を間違える
☐どうしてしかられたのかわからない……

自閉スペクトラム症で難しいことの例
☐他人の気持ちの想像
☐自分の気持ちに気づく
☐文脈の理解
☐行動パターンを変える
☐感覚過敏や低下
→自閉スペクトラム症の特徴

ADHDで難しいことの例
☐最後まで集中
☐全体を見る
☐大切なことの判断
☐時間の使い方
☐決めたことの実行
→ADHDの特徴

03 発達障害のアセスメント　149

04 構造化・環境調整

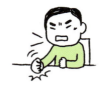

▊ 暮らしやすいように周りを変える

　行動の特徴がわかり診断が決まっても、それだけでは生活の困りごとは解決しません。人それぞれの特性に応じ、実際の状況に合った環境調整と、対応の工夫が必要です。

　自閉スペクトラム症では、光や音の刺激を減らす、予定表をつくる、紙に書き見てわかるようにする、などの工夫が落ち着いた生活に役立ちます。米国のノースカロライナ大学で開発された **TEACCH**（ティーチ）は、これを体系化した方法です。

　ADHD では、注意集中が続く短時間だけ作業し計画的に休憩する、次にやるべきことのメモを順番に貼る、といった工夫ができます。すべてが本人にとって理想的な環境になればよいかもしれませんが、現実の職場や家庭ではその場のルールがあり、できることとできないことがあるため、本人の要望に合うように状況にあわせて調整します。

▊ 障害の特性に合わせた生活環境の工夫

　Gさんの場合、ケアマネジャーは話し合うことをあらかじめ紙に書くようにしました。Gさんは騒音やまぶしいところが嫌いですが、母の部屋はいつもテレビがついていました。そこで、相談は母の部屋ではなく、静かな客間に変えました。また、家の中でも薄い色のサングラスをすると、落ち着いて話せました。

　Hさんは、やらないといけないことがわかっていても、気になることがあるとすぐに注意がそれていました。そこで、友だちとの約束など大切なことがあると、準備することと出発時刻を玄関に大きく書いて貼りました。慌てるとそれを見るのも忘れるので、家族から15分ごとに声をかけてもらいました。また、すぐに使わない物は引き出しにしまい、何が入っているかわかるようにラベルをつくって貼りました。

環境調整とTEACCH 図

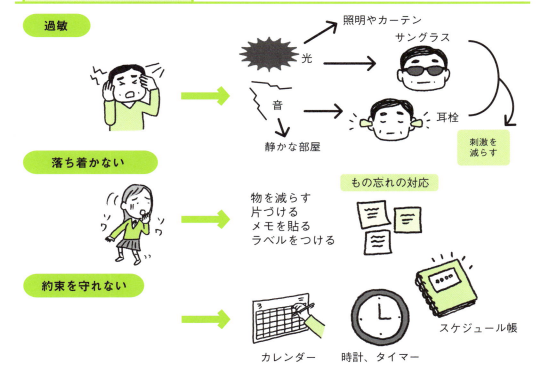

TEACCH

物理的構造化	場所を整理して混乱を防ぎ、起きることを予測可能にする
個別スケジュール化	スケジュールを決めて先の見通しをつけ、時間の理解を助ける
ワークシステム	何が期待されているか、何ができるといいか明示
視覚的構造化	実物やイラスト、写真などを使って見える化。話すコミュニケーションが難しければ、絵カードなどを使う

05 応用行動分析（ABA）

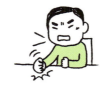

▶困った行動が続く理由

　応用行動分析（Applied Behavior Analysis：**ABA**）は、ある行動を強めていたり、続けるようになっている状況を細かく分析して、具体的なかかわり方を検討する方法です。

　困った行動が続くと、「どうしてそうなったんだろう」と原因が気になります。しかしABAでは、行動が続くのは「結果」に理由があると考えます。そのパターンは二つあります。一つは、行動した結果、よいことが現れる場合です（**正の強化**）。例えば、大声を出すとみんながビックリして「こっちを見てくれた」という結果が本人にとってよいことだと、次にまた大声を出します。もう一つは、行動をした結果、嫌なことがなくなる場合です（**負の強化**）。例えば、「大声を出したら一時的に不満が解消した」というように嫌な気持ちが減ると、また大声を出すのです。

▶本人の行動を細かく見る

　Gさんの場合、ケアマネジャーは対応に困った状況を具体的に書き出してみました。Gさんの声が大きくなり言い方が否定的になると、ケアマネジャーは「すみません」と謝り話題を変えたので、計画が決まらず、これもGさんは不満のようでした。分析すると、不機嫌や攻撃はGさんのコミュニケーション手段で、相手が同情して気を使ってくれるメリットがあります。また、気がすすまないことを始めなくてもよい面もあります。でも、介護サービスが使えないのはデメリットです。そこで、話題を簡単に書いた用紙を準備し、声が大きくなっても話を続けてよいか確認し、「元々やりたくなかった」という言動には「決めていただき安心しました」と応答して話を進めました。

行動を分析して対応を考える 図

行動が増えるプロセス

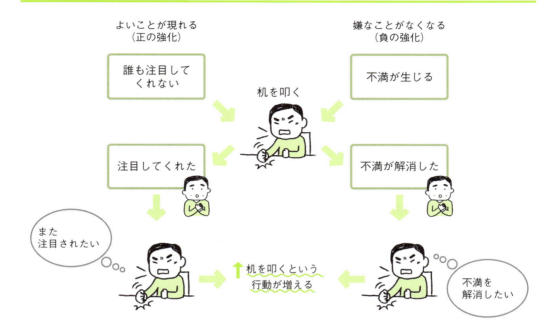

よいことが現れる（正の強化）／嫌なことがなくなる（負の強化）

誰も注目してくれない → 机を叩く ← 不満が生じる

注目してくれた → また注目されたい → 机を叩くという行動が増える ← 不満を解消したい ← 不満が解消した

応用行動分析による介入

机を叩く	注目しない、5秒待つ
注目や嫌な気分	別の方法で注目し、社会的に望ましい行動をほめる 「サービスが決まらなくて心配でしたが、決めていただけて安心しました」と決断を評価（正の強化）
大声など怖い行動	「小さな声で話していただけますか」と望ましい行動を示す →やってもらったら「お気遣いいただき、ありがとうございます」と感謝を伝える（正の強化）
直前のきっかけ	ケアマネジャーが緊張をほぐそうとして季節の話題をする→本人が想定した話題と違うので混乱 →混乱を防ぐため要点のみ話す。その行動が起きやすい状況（まぶしくてうるさい部屋の環境調整）といった要因にも介入

05 応用行動分析（ABA）

06 家族支援とペアレント・トレーニング

家族も支援の対象者

　発達障害は、幼少期から発達の課題があります。そのため、家族は日々の生活を支え続けており、養育者や支援者の立場からずっと離れられず負担を抱えています。

　家族は本来、本人の努力を認め、温かい気持ちで受け入れようとしています。しかし、いつも近くで接していると心理的な負担が積み重なって、批判的な考えや拒否的な態度をとってしまいがちになります。さらに、自分たちがずっと支援しないとダメだと考えてしまうような、**感情的な巻き込まれ**も起きてしまいます。このような心の動きに寄り添い、効果的な対応を身につけられるのが**ペアレント・トレーニング**です。

　家族同士のピアサポートを促進する家族会に参加することも助けになります。話し合うことで、悩んでいるのは自分たちだけではないと実感でき、安心感や連帯感が生まれます。自分の経験を話して、それが他の家族に役立つという体験も重要です。

家族の気持ちを理解して援助

　Hさんの両親は、不注意で忘れ物が多いのは、本人が気をつけることと思っていました。でも、高校で元気がなくなった本人の様子を心配してADHDの本を見たら、Hさんのことがよく当てはまっていました。そして、今までの育て方が間違っていたと思い、自分たちを責めました。スクールカウンセラーに相談したところ、親身になって話を聞いてくれて、気持ちが楽になりました。そこで勧められたADHDのペアレント・トレーニングに参加すると、Hさんへの接し方や生活環境の変え方を具体的にアドバイスしてもらえました。また、毎月開かれている発達障害の家族の集いにも参加しました。他の家族の体験を聞いて、自分たちの気持ちをわかってもらえたことに救われました。

家族支援　図

発達障害の家族心理

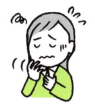

本人

| ASD |
| ADHD |
| SLD |

家族

肯定　　温かみ
批判　　敵意
感情的巻き込まれ

- 自分たちのせいでは……
- 自分たちがなんとかしないと……

本人と家族が受けられる支援

サービス
- デイケア・デイサービス
- スクールカウンセラー

正しい知識
- 家族教室
- 家族会

孤独の解消
- 心情のサポート
- 専門職の支援

専門機関
- 相談窓口
- 発達障害者支援センター
- 児童相談所
- 保健所
- 精神保健福祉センター
- 自閉症協会等の民間組織

方法を知る
- ペアレント・トレーニング

06　家族支援とペアレント・トレーニング　155

07 大人の発達障害

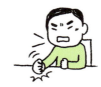

▶ 環境の変化で元々の特徴が目立つ

　発達障害や知的障害、あるいは統合失調症などの精神疾患があっても、家族など理解のある人の援助により生活できている人は多くいます。でも、施設入所などで環境が変わると、感情が不安定になり行動障害が目立つことがあります。**習慣を変えて新しい環境に慣れるのに時間がかかる**からです。**自閉スペクトラム症**では、変化が苦手でサービス契約に応じられなかったり、他者の発言の意図がわからず混乱したりします。**注意欠如・多動症**では、注意不足や多動のために、すぐ話題がずれることがあります。子どもの頃の虐待などによる**トラウマ関連障害**があると、対人関係を保ちにくく、発達障害とよく似た行動が目立つ人がいます。このような特性を支援者は理解し、発達歴や生活歴、家族や周りとの対人関係のパターンなどを調べて対応を工夫しましょう。

▶ どうやったら解決するかに注目

　Gさんの家庭では、炊事や洗濯などの家事や、水道光熱費や税金の支払い、近所づきあいは母がしていました。ところが母が歳をとりもの忘れが増えると、そうしたことがうまくできなくなりました。Gさんは家事ができず、家の中は乱雑になり、ごみが溜まり不潔になっていきました。心配した近所の人が訪れると、Gさんはどう接してよいかわからず、責められているように感じて「放っておいてくれ」と怒るように言っていました。この状況に「発達障害だから」とラベルを貼るだけでは解決にはなりません。

　このときは、本人が自らの課題に取り組む時期ともいえます。支援者は、対人関係、処理能力、実行能力などのいろいろな課題に注目して本人の努力を認め、信頼できる人間関係をつくるのが大切です。そこからサービス導入などの話が始まるのです。

大人の発達障害への対応 図

大人になり問題が表面化

親など身近な人からの援助の変化（親の加齢に伴い援助がなくなる）

もともとの行動パターンを変えられない
現状認識の偏り、今までの行動がやめられない、新たな行動が始められない、始めても定着しない（繰り返しの不足、習慣化が困難）

現実的な支援＋障害特性に配慮

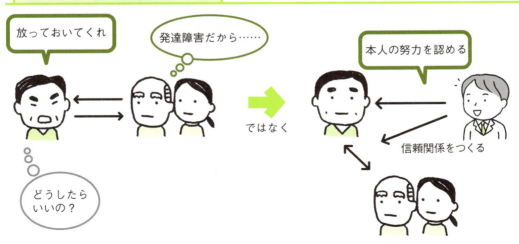

07 大人の発達障害

第 9 章参考文献

(以下 web サイトの最終アクセス日：2025年1月20日)

- 広瀬由紀『図解でわかる発達障害』中央法規出版，2024.
- ノースカロライナ大学医学部精神科 TEACCH 部編，今本繁ら訳『見える形でわかりやすく：TEACCH における視覚的構造化と自立課題』エンパワメント研究所，2004.
- 坂上貴之，井上雅彦『行動分析学』有斐閣，2018.
- 上野良樹，金沢こども医療福祉センター・作業療法チーム『発達障害の早期療育とペアレント・トレーニング：親も保育士も，いつでもはじめられる・すぐに使える』ぶどう社，2021.
- 一般社団法人日本自閉症協会　https://www.autism.or.jp/
- 一般社団法人日本発達障害ネットワーク https://jddnet.jp/
- 太田晴久監修『大人の発達障害：仕事・生活の困ったによりそう本』西東社，2021.

第 10 章

認知症の心理療法

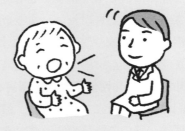

01 認知症とは

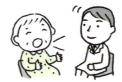

🟢 認知症とはこんな病気
認知症とは、もともとは問題のなかった記憶や言語機能、思考、判断、注意などの認知機能が障害されて（**認知機能障害**）、日常生活がうまくいかなくなる病気です。さまざまなタイプがありますが、どれも認知機能の障害があり、これらを**中核症状**と呼びます。また、中核症状に環境などが関係して起きる症状を、**行動・心理症状（BPSD）**といいます。

認知症は年をとると起きやすい病気で、65歳未満で発症する認知症は**若年性認知症**といいます。治療薬の研究が進んでいますが、まだ完全に治す薬はできていません。

一方で、心理面に注目することは大切です。**感情のはたらき**は、脳の深いところにある旧皮質という部分が関係します。ここは**認知症の進行による影響を受けにくい**ため、心理療法は重要で効果を発揮するところです。

🟢 認知症の種類
認知症の原因となる病気はさまざまです。最も多いのは**アルツハイマー型認知症**で、ついさっきのことを忘れてしまう**近時記憶**の障害が目立ち、徐々に進行します。**血管性認知症**は、脳梗塞や脳出血などにより発症し、脳の障害された部分の症状がある一方、障害を受けていない脳の部分は正常な機能が保たれるため、症状に波があったり（**まだら認知症**）、**自発性低下**や**注意障害**も起きやすくなります。**レビー小体型認知症**は、最初は記憶障害が目立たない一方、**幻視**や**パーキンソン症状**などを認めます。**前頭側頭型認知症**は、脳の前頭葉や側頭葉が縮むために起きる認知症で、**脱抑制**などの行動・人格変化、**失語**、**意味記憶の障害**などの症状が特徴です。

認知症とは 図

認知症の症状

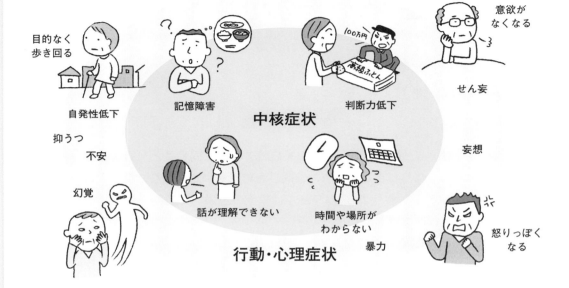

中核症状：目的なく歩き回る／自発性低下／記憶障害／判断力低下／せん妄

行動・心理症状：抑うつ／不安／幻覚／話が理解できない／時間や場所がわからない／暴力／怒りっぽくなる／妄想／意欲がなくなる

四大認知症

アルツハイマー型認知症	アミロイドβという異常なたんぱく質が脳にたまるのが一因。新しいことが覚えられず、ゆっくり進行する。男性よりも女性にやや多い
血管性認知症	脳梗塞や脳出血によって起き、障害された部分によって症状は異なる。会話の障害、注意障害、自発性の低下などが多く、急に進行することがある
レビー小体型認知症	αシヌクレインという異常なたんぱく質が脳にたまるのが原因。注意機能や視空間認知が障害され、幻視やパーキンソン症状が出やすい
前頭側頭型認知症	前頭葉と側頭葉の萎縮から始まる。脱抑制（衝動を抑えられない）、常同行動（同じ行動を繰り返す）などがある

01 認知症とは 161

02 認知症の事例

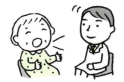

■ Iさんの場合

　Iさんは75歳頃から、直前に言ったことを忘れて何度も同じことを言ったり、料理の味付けが少し変わったりしました。また、同じ食材を買いこんだり、鍋を火にかけたまま焦がしたりすることもありました。Iさんは家族の付添いで病院を受診し、アルツハイマー型認知症と診断されました。

　そのうち、財布など身近な物をなくすようになりました。Iさんは「嫁に盗られた」と言い、家族が「そうじゃないよ」と正しても、盗られたと言って聞き入れませんでした。また、家族が食事の準備を始めると、「あんたには任せられん」と言って自分でつくり出しましたが、うまくいきませんでした。

■ 認知症の進行に伴い人づきあいが減る

　最近Iさんは、近所の人との会話についていけず、人とかかわる機会が減りました。何度も同じ話を繰り返すIさんに、家族は「さっきも聞いたよ」と教えましたが、Iさんは「そんなはずはない」と突っぱねて激しく怒るようになりました。また、トイレの場所がわからなくなり、排泄の失敗が増えました。

　家族がケアマネジャーに相談し、要介護認定を受けてデイサービスの利用が始まりました。ところが、利用者同士で交わることはほとんどなく、すぐに家に帰りたがりました。その際、いつも「そろそろ父が迎えに来てくれますから」と言ったため、職員は「お父さんはもう亡くなられましたよ。帰りの時間までまだありますので、一緒に塗り絵をしましょう」などと、さまざまな活動への参加を促しました。でも、Iさんは参加しようとせず、ずっと屋内をウロウロと歩き回るようになってしまいました。

Iさんの事例より　図

Iさんと家族

Iさん（77歳・女性）

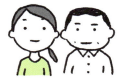
息子夫婦（ともに45歳）

中核症状

- **記憶障害**
  同じことを何度も言う
  同じ食材を買って冷蔵庫が一杯
  鍋を火にかけて、そのことを忘れて焦がす

- **見当識障害**
  トイレの場所がわからず失敗

- **実行機能障害**
  料理の味付けが変わる

- **記憶障害、失語、判断力低下**
  会話についていけない

行動・心理症状

- **妄想**
  「嫁に財布を盗られた」と訴え家族に詰め寄る
  「父が迎えに来てくれる」と訴え帰ろうとする

- **ひとり歩き**
  「父が帰ってきますので」と施設内をウロウロする

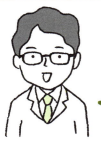

本章で学ぶ心理療法／技法

バリデーション療法 ➡ P.166　回想法 ➡ P.168
表現療法 ➡ P.170　ユマニチュード ➡ P.172
臨床動作法 ➡ P.174　行動療法 ➡ P.176

03 認知症のアセスメント

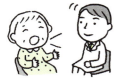

▎生活史と現在の様子の2軸で全体をみる

認知症という診断名があると、「もの忘れがある人」「○○ができない人」のように、認知症というラベルに見合う情報だけに目が向きがちです。しかし、そうならないように、<u>生活史を把握</u>して、どのような人生を送ってきたのかを具体的に知り、その人を<u>包括的に理解</u>しましょう。また、BPSDには、環境を含むさまざまな理由が関係しているので、周りの人のかかわり方や普段の生活の様子も詳しく知っておきましょう。

認知症が進行すると言葉によるやりとりが難しくなりますが、そうなっても本人にはいつも「こうありたい」という欲求や、生活や人づきあいに関係した苦しみなど、<u>さまざまな心理的体験</u>があります。心理療法には言葉のかかわり以外にも、身体、音楽、動作、環境などの手段を使ってかかわる方法があります。心理的体験を丁寧にアセスメントすることは、その人に適した心理療法を選んで、状況の改善に導く鍵となります。

▎神経心理検査で認知機能を知る

認知症のアセスメントによく使われるのは、**神経心理検査**です。これには、認知症を見つけ出すための**スクリーニング検査**と、診断が決まった後に認知機能を詳しく調べる**認知機能検査**があります。これらを実際に臨床で使うときには、やり方を知っているだけでなく、その検査で認知機能のどこを調べているのかを理解しなければなりません。

「もの忘れがある」のは認知症だけではなく、<u>うつ病の思考抑制</u>でも、<u>せん妄の意識障害</u>でも起きます。こうした違いを判断するには、検査結果だけではなく、その人の態度や答え方といった受検時の様子にも気を配っておくことが大切です。また、できないことだけでなく、できることにも注目して、残っている能力を正しく評価しましょう。

認知症のアセスメント 図

今の状態だけでなく生活史も見る

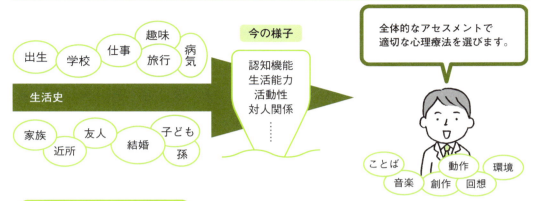

さまざまな神経心理検査

認知機能	神経心理検査
全般的認知機能	改訂長谷川式簡易知能評価スケール（HDS-R）
	Mini-Mental State Examination（MMSE）
	Alzheimer's Disease Assessment Scale（ADAS）
前頭葉機能	Frontal Assessment Battery（FAB）
	Trail Making Test（TMT-A, TMT-B）
	Stroopテスト
	語流暢性課題
記憶	ウエクスラー記憶検査（WMS-R）
	リバーミード行動記憶検査（RBMT）
	竹田式三色組合せテスト（TTCC）
視空間認知	時計描画テスト（CDT）
	立方体模写
	山口式キツネ・ハト模倣テスト

03　認知症のアセスメント　165

04 バリデーション療法

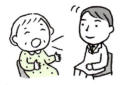

▶ 当事者の世界を尊重したコミュニケーション

バリデーション療法とは、アメリカのソーシャルワーカーの**フェイル**によって考案された、認知症の人とうまくコミュニケーションをとるための方法です。認知症の人の言動には必ず意味があると考えて、その人の言動を否定せず、その人の世界として尊重して、傾聴と共感を中心に心に寄り添うことを重視します。一方、嘘をつくなどの、その場しのぎの対応はしません。もしIさんが「家に帰りたい」と言ったときに、「すぐ帰れますよ」といった事実と違う返事をするのは、よくない対応となります。

バリデーション療法は、他者との交流を通した安心感を体験でき、BPSDを和らげて、自尊心の回復につなげる方法です。また、かかわる人にとっても、その人への理解を深めて、お互いの信頼関係を育むのに役立ちます。

▶ 14の言語的・非言語的技法

バリデーション療法には**14の技法**があり、**言語的技法**と**非言語的技法**に分けられています。言語的技法のうち**リフレージング**（反復）は、相手の言ったことで最も大切な言葉を、そのまま繰り返します。Iさんの場合のように、訂正や否定されてしまう対応を受け続けてきた人には、とくに活きる方法です。非言語的技法のうち**タッチング**は、手のひらや肩など、相手にとって心地よい場所をなでるように優しく触れます。

こうした技法がより力を発揮するために、相手に寄り添える時間を十分につくっておきましょう。また、こちらの解釈や価値観で決めつけずに、相手のありようをそのまま受け止める姿勢が求められます。そうした状態になるには、支援者が相手にかかわる前に、呼吸に集中して気持ちを整える**センタリング**という呼吸法から始めます。

バリデーション療法の14の技法 図

技法	説明
センタリング	支援者の価値観だけで相手にかかわらないように、呼吸法によって精神を集中させる。自分の価値観を脇に置いて相手に向き合うことができる
オープンクエスチョン	相手がどのような体験をしたかを具体的事実に即して理解するために、オープンクエスチョンを用いて質問する
リフレージング	相手が言ったことを否定せず、同じ言葉を用いて繰り返す。このとき、声のトーンをできるだけ相手と同じようにする
アイコンタクト	上過ぎず下過ぎず同じ目線で、心を込めて相手の目を見つめることで、相手を尊重ししっかりと向き合うことを示す
タッチング	相手の正面から丁寧に優しく触れることで、安心感を届ける。ただし、触れられることに抵抗があるようならしない
極端な表現を使う	自分の体験を大げさに言い返されると感情が表出しやすくなるため、相手の欲求不満を極端な例などを用いて尋ねる
反対のことを想像する	「家に帰らないとどうなりますか」のように反対のことを想像することで、これまでの行った困難への対処を思い出すことを支える
想い出について話す	過去の想い出を話してもらうことによって、その人の大切にしていたことを理解し、人生の意味づけの再構築を狙う
あいまいな表現を使う	認知症のため相手が言っていることがわからない場合、内容を突き詰めようとするのではなくあいまいな表現を用いて会話を続ける
好きな感覚を用いる	聴覚、視覚、嗅覚、触覚など、相手が好きな感覚を見つけ、「その香りがするとどんな気持ちになるのですか」のように手がかりとして話を展開する
はっきりとした低く優しい声で話す	不明瞭で高い声は高齢者に聞き取りにくいため、はっきりとした低く優しい声で話しをするようにする
音楽を使う	相手がよく口ずさむ音楽や想い出の音楽などを一緒に聴いたり歌ったりして、それにまつわる感情をともに味わう
ミラーリング	鏡に映したように、気持ちを込めて相手と同じ行動をすることで、相手の世界に入る。ただし、相手を十分に共感できていないときは用いてはならない
満たされていない欲求と行動を結びつける	「大切にし大切にされたい」「人の役に立ちたい」など、相手の言動からどのような自然な欲求があるか想像し、それを大切にしてかかわる

（バリデーションの具体例）「家に帰りたい」という訴えに対して
×「もうすぐ帰れますよ」 ○「家に帰りたいのですね」
相手の言動を否定せず、その人の世界として尊重します。

05 回想法

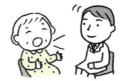

▶ 想い出が価値をもつのは回想されるから

回想法とは、その人が生きてきた歴史を振り返り、言葉にして他人と共有することで、**自らの人生を意味のあるものとしてとらえ直す**方法です。昔は高齢者の回想は、過去へのこだわりといったように否定的に考えられてきました。しかし、回想法を提唱した**バトラー**は、高齢者の回想は自らの人生を振り返るごく自然な行為で、適応的な意味があると考えました。

年代を問わず想い出に価値があるのは、それが回想されるからです。しかし、高齢者のなかには「自分の話は、若い人にはつまらない年寄りの話だと思われそう」と考え、回想を躊躇する人もいます。こうした態度は、高齢者自身が**エイジズム**（年齢差別）にとらわれているためとも考えられます。回想が、語り手にとって本当に豊かな体験となるには、その内容に**かけがえのない価値を感じ取ってくれる聴き手**を必要とするのです。

▶ 年齢に応じた活動として活用できる

Ⅰさんの場合のように、認知症関連施設では塗り絵や童謡などの活動がよく行われます。遊び心をくすぐり、諸機能を活性化するには有効な方法ではありますが、こうした活動が多すぎると子ども扱いされたように感じ取られ、尊厳が損なわれてしまいます。

回想法は、年齢に応じた活動としても有意義です。回想法には、個人面接を通して高齢者の**ライフヒストリー**を傾聴する方法と、主催者が決めた**回想テーマに基づき集団で回想を行う**方法があります。認知症の人を対象とした集団回想法には、参加者が語りたいテーマを個別に語り、参加者同士で分かち合う**個別回想法**という手法もあり、参加者の主観的幸福感を高める効果もあります。

人生を意味あるものとしてとらえ直す 図

想い出が価値を持つのは回想されるから

回想法が発展する前は、
過去へのこだわりとされて
治療に活かされず……

> 若いころはこんな苦労がありました。

> 子どもの頃、父親によく遊んでもらいました。

> 自分の人生を整理し、とらえ直すという適応的な意味があります。

バトラー

エイジズム（年齢差別）とは

能力や機能が衰えた高齢者は、社会の中で役に立たない存在であり、価値がないとする差別観のこと

エイジズムに高齢者自身が同一化してしまうと……

> どうせ、若い人には、"つまらない年寄りの話"と思われそう。

語りとして表出される回想が語り手にとって豊かな体験となるには

> 語られた内容にかけがえのない価値を感じ取る聴き手が必要です。

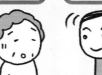

05 回想法

06 表現療法

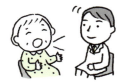

▶ 非言語的手段による心理療法

表現療法には、**描画療法**、**音楽療法**、**箱庭療法**などがあり、**芸術療法**とも呼ばれます。言葉ではなく、非言語的な手段による心理療法です。

描画療法には、描きたいことを自由に描くもの、描く課題が決められている**風景構成法**、雑誌などから好きな写真や絵を好きに切り取り貼り付ける**コラージュ療法**、互いになぐり描きをして、受け取った相手が線を付け加えて絵を完成させる**スクイグル**など、さまざまなタイプがあります。音楽療法には、自身が歌ったり楽器を演奏したりと積極的に参加する**能動的音楽療法**と、音楽を聴くことによる**受動的音楽療法**があります。

▶ 認知症の人の情動にはたらきかける

認知症の表現療法は、認知機能の改善や維持といった中核症状の治療が目標ではなく、その人の**情動にはたらきかけ**、不安を減らし自発性を高めて、自尊心の回復を目指します。また、認知症が進行すると言葉のやりとりが難しくなってきますが、表現療法は言葉を使う方法ではないため、他者とのかかわりを支えられます。

認知症の表現療法によく使われるのは、描画療法と音楽療法です。描画療法には、さまざまな画材やコラージュなどが使われます。実際にある物だけではなく、そのときの感情を絵に描いてみるなど、自由な表現を大切にします。音楽療法では、歌や演奏ができない人でも、音楽を聴いて感じたイメージや思い出したことを話してもらうなど、さまざまな形で表現をいざなうことができます。

表現療法は、一度に一つの方法だけではなく、音楽を聴いて浮かんだイメージを絵に描いたり、回想法の中に組み入れたりと、さまざまに組み合わせて実践されています。

表現活動を通して情動にはたらきかける　図

認知症の人への表現療法

認知機能の改善や維持といった中核症状をターゲットとしない

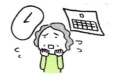

その人の情動にはたらきかける

不安の軽減や自発性の向上、自尊心の回復を目指す

Iさんの場合

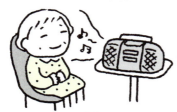

昔の懐かしい曲を聴く

当時の記憶がよみがえり、そのときの感情を再体験することができる

刺激される想い出をセラピストに話す

懐かしい曲を聴くこと、そして想い出を語ることを通して、情動が活性化します。

07 ユマニチュード

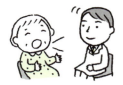

▶ 人間らしさを尊重するアプローチ

　ユマニチュードは、人間らしさを尊重し続けることを目指して、**ジネスト**と**マレスコッティ**によって考案された認知症ケアの技法です。これには「**人とは何か**」、「**ケアする人とは何か**」を問う哲学と、それに基づく**150を超えるケア技術**があります。

　すべてのケアは、一連の手順で行われます。まず来訪を告げ、相手の領域に入ることの許可を得る「**出会いの準備**」から始めます。次いで、来訪の目的を伝え了解を得てからケアを始める「**ケアの準備**」、相手を大切に思っているとの立場からケアを届ける「**知覚の連結**」、ケアの後に心地よかった体験を振り返る「**感情の固定**」、最後に次の来訪を伝え関係性を維持する「**再会の約束**」という順に、全部で五つのステップがあります。

▶ 尊厳を支える四つの柱

　ユマニチュードでは、その人の**尊厳を支える**ために、「見る」「話す」「触る」「立つ」の四つの柱を基本としています。

　「**見る**」では、相手に「私の目を見てください」と声をかけます。このとき後ろからではなく、正面から同じ高さで見て視線を合わせます。「**話す**」では、「これから身体を起こしますね」のように、これから始まるケアを相手に優しく言葉で伝える**オートフィードバック**というかかわりをします。「**触る**」では、いきなり相手をつかんだり強引に動かそうとしたりせず、広い面積を通してゆっくりと優しく触れ、手をつかまないで下から支えるというようにかかわります。「**立つ**」ことでは、さまざまな生理機能が活性化するだけでなく、「自分はここにいる」という意識が高まり、歩いて移動することで自律性を実感するなど、人間らしさの尊厳が支えられます。

人間らしさの尊重を目指すケア　図

ユマニチュードの五つのステップ

01 出会いの準備

02 ケアの準備

03 知覚の連結

04 感情の固定

05 再会の約束

ユマニチュードの四つの柱

見る

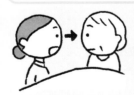

正面から同じ高さで見る　後ろからは声をかけない

話す

これから行うケアをそのつど相手に優しく伝える

触れる

いきなり相手をつかんだり強引に動かそうとしたりしない

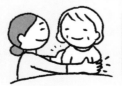

触れる面積を広くし、ゆっくりと優しく触れる

立つ

立つことで自律性を実感し、尊厳を支える

07 ユマニチュード　173

08 臨床動作法

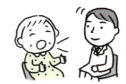

▶ 動作を援助手段として活用する

臨床動作法は動作法ともいわれ、**成瀬悟策**によって考案された、**動作を援助手段として活用する**日本独自の心理療法です。臨床動作法では、動作は単に身体の運動ではなく、その人の**心理過程が反映されたもの**と考えます。

臨床動作法には、**リラクセイション課題**と**タテ系課題**という**動作課題**があります。前者では身体の各部位を緩め、後者では身体の各部位をコントロールしながら求められる動作を行います。治療場面では動作課題に沿って、主体的に自分の身体にはたらきかけることで課題の達成を目指します。この過程で、徐々に自分の身体の感覚がはっきりしてきて、能動的で主体的な体験をします。この治療体験が心の活性化をもたらして日常生活を変えていくのであり、これを**体験治療論**といいます。

▶ 動作を通した確かなやりとり

臨床動作法が認知症の人によい理由の一つは、**言葉によらず動作を通して行える**ことです。認知症が進行すると言葉のやりとりが難しくなります。言葉によらなくてもその人と支援者のやりとりが展開する臨床動作法では、支援者は相手が何を体験しているか動作を通して理解でき、本人は支援者とのかかわりを深められます。ここにあるのは**動作を通したやりとりの手応え**です。

認知症では、現実感覚が薄らぎ、身体の感覚がはっきりせず、自分で動いている実感がなくなってしまうことがあります。リラクセイション課題で身体の感覚に注意を向け、タテ系課題で主体的に身体をコントロールすることで、行動・心理症状（BPSD）を軽くして、心を活性化し自発的な活動が増えるといった効果が期待できます。

動作を通したやりとりの手応えを実感　図

リラクセイション課題

- 肩上げ（椅子に座り、肩を上がるところまでゆっくりと上げた後、肩の力を抜きながら下ろす）
- 肩開き（椅子に座り、肩を後ろに反るようにゆっくりと動かす）
- 躯幹捻り（側臥位で、腰を支点にして上体を後方に力を抜きながらひねる）

【治療体験】
・自体感（自分の身体がはっきりとわかる感覚）
・リラックス感
・安心感
・達成感

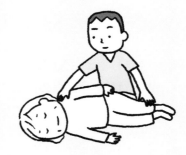

タテ系課題

- 立位前傾（立位で、全身をゆっくりと前傾させる）
- 膝曲げ（立位で、上体を垂直に保ったまま、少しずつ膝を曲げていく）
- 重心移動（立位で、重心を前後左右に移す）
- 片足立ち（立位で、一方の足に重心を移し、他方の足を床から離す）

【治療体験】
・自体感（自分の身体がはっきりとわかる感覚）
・現実感（自分が現実にしっかりと根差して存在する感覚）
・自己統制感（自分で自分をコントロールしている感覚）
・達成感

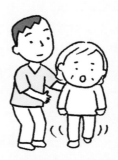

09 行動療法

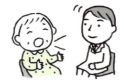

▶ 行動と環境に注目してニーズに応える

　行動療法は、人の**行動を環境との関係で理解**し、その人に**行動の変化をもたらして問題解決をはかる**心理療法です。ここでの環境とは、行動の直前の「**きっかけ**」と直後の「**結果**」のことをいいます。また、行動の変化とは、本人にとって望ましくない行動を減らし、望ましい行動を増やすことです。

　行動療法では、解決したい**問題やニーズを行動に置き換え**、行動が増えたり減ったりする理由について、きっかけと結果を調べます。そして、それらを変えて行動の変化をもたらし、問題の解決やニーズの実現を目指します。**スモール・ステップ**によってできそうなところから始めることで、望ましい行動が実際にできるようになります。

▶ 行動に込められた意図を読み解く

　人の行動には、何らかの意図があります。行動療法では、その**行動の意図を理解し、意図が叶う環境を整える**ことでその人のニーズに応えます。そのためには、どんなきっかけで行動が起こりやすく、どんな結果になると行動が続くのかを観察して、その行動のもつ意図を調べます。認知症のために言葉によるやりとりができなくなっても、**行動と環境の関係からその人のニーズを理解**できるのです。

　Iさんの場合だと、デイサービスで「そろそろ父が迎えに来てくれますから」と言って外に出るのは、誰とも交わらずに一人でいるという**きっかけ**で起こり、職員がかかわることで心細さが和らぐという**よい結果**があるようです。つまり、この行動には「心細さを和らげたい」という意図があるといえます。こうして状況を分析すると、別の方法で心細さを解消し、職員ともっとよい会話をするという計画が立てやすくなります。

行動と環境に注目してニーズに応える　図

きっかけと結果によって行動は増減する

【きっかけ】　その行動の直前はどのような状況か

【行動】　そのときにどう行動したか

【結果】　その行動の直後に何が起きたか

行動の結果、メリットがあると、その行動は同じきっかけで繰り返される

レストランで（きっかけ）ある料理を注文すると（行動）とても美味しかった（結果）メリットがあったので、レストランに行くと、また同じ料理を注文する

行動の結果、デメリットがあると、その行動は同じきっかけでは繰り返されない

レストランで（きっかけ）ある料理を注文すると（行動）まずかった（結果）デメリットがあったので、レストランでは、同じ料理は注文しない

Iさんの行動に込められた意図を読み解く

急に立ち上がり歩き回る　行動

「心細さを和らげたい」という意図がある

さびしい……

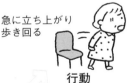

職員がかかわる
心細さが和らぐ
結果

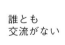

誰とも交流がない

きっかけ

繰り返す

↑
行動療法

別の方法で心細さを解消する手立てを考える

09　行動療法

第10章参考文献

- ナオミ・ファイル，ビッキー・デクラーク・ルビン著，稲谷ふみ枝，飛松美紀訳『バリデーション入門：認知症の人の想いを傾聴・共感するコミュニケーション法』中央法規出版，2023.
- 竹田伸也・田治米佳世・西尾まり子「軽度アルツハイマー病患者に対する個別回想を用いた集団療法プログラムの効果」『老年精神医学雑誌』21巻，73−81，2010.
- イヴ・ジネスト，ロゼット・マレスコッティ，本田美和子『家族のためのユマニチュード："その人らしさ"を取り戻す，優しい認知症ケア』誠文堂新光社，2018.
- 大野博之，藤田継道，奇恵英，服巻豊編『動作法と心理臨床：動作法の基本と実践②』遠見書房，2024.
- 竹田伸也「行動療法を用いた BPSD の理解と対応」『認知症ケア最前線』34巻，32−38，2012（竹田伸也のホームページ「ココロの健康のための道具箱」から，論文を無償でダウンロード可）.

第 11 章

心理療法が活用されるフィールド

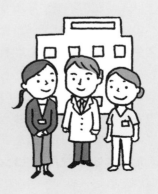

01 医療機関での心理療法

▶ 考え方や行動にはたらきかける心理療法の活用

　かつて精神科では、一部の精神科医が主に心の深層にはたらきかける心理療法を行っていましたが、その他の心理療法はあまり積極的には行われていませんでした。ふだんの診療では、**相手が話した内容を受け入れる支持的な対応や療養指導が中心**で、はっきり心理療法とはいわれず、**心理職はもっぱら心理検査**を行っていました。他にはリハビリテーションとして、**SST（社会生活スキルトレーニング）**が行われる程度でした。

　精神疾患の治療に認知行動療法などが役立つことが研究でわかってくると、その**エビデンスに基づき、考え方にはたらきかける心理療法や行動にはたらきかける心理療法が治療に取り入れられる**ようになりました。そして、今では精神疾患の治療や、病気や障害のある人の心のケアに、多くの心理療法が活用されるようになっています。

▶ さまざまな医療分野での心理療法

　病院では、がんの不安や抑うつなどに対する**緩和ケア**、糖尿病の生活指導、高次脳機能障害への認知リハビリテーション、認知症ケアのように、**病気に伴う心理的苦痛の緩和や日常生活の工夫**などに心理療法が活用されています。小児科では、発達障害や不登校をはじめ、悩みを抱えた子どもやその家族への心理的支援が行われます。また、遺伝に関する悩みや不安のある人への遺伝カウンセリングにも応用されています。

　入院患者の不安や気分の落ち込み、拒否や暴力などの問題行動のような心理的な問題に対しては、患者の心理状態をアセスメントし苦痛を和らげたり、スタッフに対応の工夫を伝えたりする**リエゾン・コンサルテーション**も行われます。医療スタッフの精神的健康を保つために、心理療法を応用した**ストレスマネジメント**も行われます。

医療機関における心理療法　図

かつての医療機関

一部の精神科医
心の深層にはたらきかける心理療法

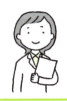

支持的な対応や療養指導　／　心理検査　／　SST

◇精神疾患の治療に心理療法が役立つ＝研究結果◇

現在の医療機関

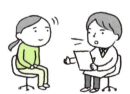

考え方や行動にはたらきかける心理療法が普及・実践

精神科に限らない

- 小児科で悩みを抱える子どもや家族への心理的支援
- 病気による心理的苦痛の緩和
- 遺伝カウンセリング

リエゾン・コンサルテーション　　　ストレスマネジメント

身体疾患などのある患者を直接支援するリエゾンと、精神的問題の対処法などを助言するコンサルテーションからなります。

01　医療機関での心理療法　181

02 大学附属心理相談センターでの心理療法

▎心理職を養成する相談機関

　心理療法を行う心理職の資格には、国家資格である**公認心理師**や、協会認定資格である**臨床心理士**があります。これらの資格は、大学院に進学して養成に必要なカリキュラムを修めて受験資格が得られます。それらの大学の多くには心理相談センターが併設され、**地域住民の心のケア**を担っています。

　大学附属心理相談センターでは、さまざまな心の悩みや問題についてカウンセリングが行われ、比較的低料金で心理療法を受けられます。ただし、実習施設の役割があるので、カウンセラーは大学教員や有資格者ばかりでなく、大学院生も担当することがあります。なお、医療機関ではないので、診断や薬物療法などの医療行為は受けられません。医療を必要とする人に対するカウンセリングは、医療機関の医師などの医療職と連携して進められます。

▎多様な種類の心理療法

　大学にはさまざまなアプローチを専門とする教員がいて、カウンセラーとなっています。そのため、大学附属心理相談センターで行われる心理療法には、実に**多様な種類**があります。大学のホームページを見ると、教員やスタッフがどのような心理療法を専門としているのかがわかります。ただし、心理療法はカウンセリングを受ける人に合わせて選ばれるため、「○○療法を受けたい」と思っても、必ずしもその通りになるわけではありません。

　大学は研究機関でもあるため、大学附属心理相談センターでは、**心理療法の研究や開発、ほかの専門家への研修やコンサルテーション**も行われています。

大学附属心理相談センター 図

大学附属心理相談センターの役割

心の病、発達障害、不登校などを抱えた人の心理的支援、心理職に対するスーパーバイズ、公認心理師や臨床心理士の養成施設として機能している

地域住民 → 相談 → 心理相談センター　カウンセラーは教員や有資格者、学生

★医療が必要な人には、医療機関の医師と連携
★実習機関、研究機関を兼ねている

多様な心理療法が実施されている

精神分析的心理療法	葛藤や不安に注目する対象関係論、対人関係で安心感の維持にかかわるプロセスに注目する対人関係論、自己の形成に注目する自己心理学などのアプローチが行われる
認知行動療法	行動療法を中心とした第一世代、認知療法を中心とした第二世代、マインドフルネスやACTのような第三世代など、専門に応じたアプローチが行われる
来談者中心療法	互いに心を開いて率直に語り合うエンカウンター・グループ、言葉にならない感覚であるフェルトセンスに注目するフォーカシングなどのアプローチが行われる
遊戯療法	アクスラインが提唱した①ラポール形成、②受容、③許容的雰囲気、④情緒の的確な察知、⑤子どもの自信と責任、⑥非指示的態度、⑦ゆっくり、⑧必要な制限を尊重して進める
臨床動作法	心理的な課題を抱えたクライエントに対する個別の動作法だけでなく、脳性まひ児やASD児などを対象とした集団での動作法を実践しているセンターもある
解決志向アプローチ	①うまくいっていることは変えない、②一度うまくいったならそれをする、③うまくいっていないなら違うことをするという考えに基づき面接を進める
夢分析	無意識と深くかかわっている夢を、無意識の願望を意識化させて治療につなげるフロイト的立場や、夢の超越的側面を重視し自我に変化をもたらすユング的立場がある

03 公的機関での心理療法

▶ 心の健康を担う精神保健福祉センター

　心の健康を専門に担う公的機関には、**精神保健福祉センター**があります。都道府県や政令指定都市に設置されており、心の健康に関する困りごとの相談や、精神保健福祉に関する情報提供、医療機関や支援機関への技術援助などを行っています。

　「気持ちがつらい」「学校や職場に行けない」といった本人の相談や、「どう接したらよいかわからない」といった家族からの相談など、メンタルヘルスに関する多岐にわたる相談に対応し、必要に応じて心理療法を行います。また、精神障害を抱えた人の自立と社会復帰を目的として、**デイケア**などのリハビリテーションプログラムもあり、**SST（社会生活スキルトレーニング）**などの心理療法が用いられています。

▶ 子どもや女性を対象とした公的機関

　社会的弱者となりやすい子どもや女性が、虐待などのさまざまな暴力の被害者になる割合が高いことが知られています。そのため、子どもや女性を支援するための公的機関が都道府県や政令指定都市に設置されています。

　このうち**児童相談所**は、原則18歳未満の子どもに関するあらゆる相談に対応します。そこで働く**児童心理司**は、子どもへのカウンセリングや保護者への助言、家庭や学校、施設を訪問するなどの**アウトリーチ**活動を行います。

　家庭内暴力（Domestic Violence：**DV**）である身体的暴力、精神的暴力、性的暴力などの相談件数は、近年増え続けています。都道府県に設置されている**女性相談支援センター**や**配偶者暴力相談支援センター**はDV被害者を支援しており、被害者に対するカウンセリングも行われます。公的機関での相談は基本的に無料です。

さまざまな公的機関 図

精神保健福祉センター

● 役割
精神保健の向上及び精神障害者の福祉の増進を図るための機関で、精神保健福祉法によって、各都道府県及び政令指定都市に設置することが定められている

● 業務内容
地域住民の精神的健康の保持増進、精神障害の予防、適切な精神医療の推進から、社会復帰の促進、自立と社会経済活動への参加の促進のための援助に至るまで、広範囲にわたる

● 働く専門職
医師、心理師、保健師、看護師、作業療法士、精神保健福祉士など

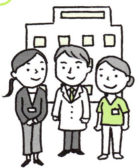

精神保健福祉センター

児童相談所	児童福祉法に基づき設置。0〜18歳未満の子どもに関する家庭等からの相談に応じ、子どもへの直接援助などで子どもの福祉を図り、権利を擁護することが目的
女性相談支援センター	女性支援新法に基づき設置。パートナーからの暴力被害を含め、さまざまな困難な問題を抱える女性の相談に応じる
配偶者暴力相談支援センター	女性相談支援センターや男女共同参画センター、福祉事務所などの施設に設置。配偶者からの暴力の防止や被害者保護を目的とする

03 公的機関での心理療法　185

04 学校での心理療法

◼ 心理療法のニーズは高い

学校では、**不登校**や**いじめ**などの問題に対する心理的支援が必要です。また、**発達障害**を抱えた子どもの**適応**をめぐるさまざまな困難の解決や、年々増加する**子どもの自死**にみられる心の健康問題など、心理療法のニーズが高まっています。

学校には**スクールカウンセラー**（SC）がおり、児童や生徒への心理的支援をしています。また、保護者や教職員には、子どもの心理状態の理解や、どうかかわればよいかを助言するコンサルテーションを行っています。

スクールカウンセラーの多くは非常勤で、学校に配置される人数も少ないため、子どもに対して心理療法を行う体制はまだ十分に整ってはいません。また、教育現場は多忙で人材も不足しています。外部の機関と連携するのに十分な時間や人を確保できない学校は多く、地域資源との連携には課題があるのが現状といえます。

◼ 心理療法は心の健康教育に活用される

心理療法は、学校の授業でも用いられます。例えば、ストレスとうまくつきあう方法を身につける**ストレスマネジメント授業**では、考え方や行動にはたらきかけたりする心理療法が用いられます。また、自分と相手を大切にしながら、自分の言いたいことをうまく伝え、相手の言い分を適切に聞き取る**アサーション授業**も行われます。

これらの授業には、子どもたちの人間関係を豊かにし、いじめや不登校などの問題の予防となるという短期的効果が期待されます。また、自分の心を守り物事に柔軟に向き合う力や、価値観の異なる人と互いに尊重してコミュニケーションする力を養うという、未来を担う子どもたちの成熟を支えるという長期的な展望も備えています。

学校における心理療法 図

スクールカウンセラー

児童生徒の心理に関する支援を担う。ほとんどが非常勤の学校職員という立場で勤務

資格 → 公認心理師（国家資格）や臨床心理士（民間資格）などの有資格者から自治体が採用する

ポイント → 相談を受けた事案への対応だけでなく、能動的に児童生徒の心理状態を把握することも求められる

スクールソーシャルワーカーとスクールカウンセラー

スクールソーシャルワーカー（SSW）は、学校で働く福祉の専門家で、専ら社会福祉士や精神保健福祉士の有資格者が就くことが多い仕事。一方でスクールカウンセラー（SC）は、学校で働く心理の専門家で、心理の有資格者が多い

	スクールソーシャルワーカー（SSW）	スクールカウンセラー（SC）
目的	家庭環境の改善等に係る福祉的サポート	児童生徒の心理的サポート
資格	社会福祉士等	臨床心理士等
人数	1399人（2015年）※2008年より配置	7542人（2015年）※1995年より配置
勤務形態	教育委員会に配置され、学校の要請に応じて派遣	小・中学校を中心に各々週1回4時間程度定期的に派遣
職務	①個別事案における福祉機関等との連携 ②生活困窮者自立支援等に係る家庭へのはたらきかけ ③福祉のしくみや活用等に関する教職員研修 等	①個々の子どもへのカウンセリング ②子どもの心のケアに関する保護者への助言 ③子どもの心理や対応に関する教職員への研修 等

04 学校での心理療法

05 福祉施設での心理療法

▶児童関連施設での心理療法

児童関連施設のうち、児童心理治療施設などの児童福祉施設は、さまざまな事情により家庭での子育てが難しいときに、公的責任で家庭での育児を補ったり代わりに行ったりする**社会的養護**を担っています。発達支援施設は、障害を抱えた子どもをサポートしています。これらの場面で、心理療法の知識や技術が役立っています。

近年、**児童虐待の相談件数は増え続けており**、**愛着障害**や**複雑性PTSD**と考えられる子どもも増えています。こうした問題に対して、心理療法は大きな役割を果たしています。子どもの心を守り成長を支えるために、支持的なかかわりを基本とし、考え方や行動、語り、心と身体、まわりに働きかけるなどの心理療法が行われています。

▶高齢者施設での心理療法

超高齢社会を迎えた日本では、介護が必要な高齢者が増えており、高齢者施設の需要は年々高まっています。これまでは、高齢者施設で働く心理職は多くはありませんでした。しかし、高齢者には身体的な衰えや、退職などに伴う社会的・経済的変化、親しい人との死別などの**喪失体験**があります。そのため、心理療法のニーズは少なくありません。現在は**回想法**や**表現療法**などが取り入れられていますが、高齢者への心理療法は今後さらに発展することでしょう。また、高齢者の気持ちや行動の特徴をスタッフが理解するのを助け、対応などを助言する**コンサルテーション**も行われています。

介護職の離職が福祉業界の喫緊の課題となっていますが、離職の理由には、**職場の人間関係**や**メンタルヘルス**の問題があります。そのような問題を解決して働きやすい職場をつくるために、心理療法を活用する研究も進んでいます。

福祉施設における心理療法 図

● 児童関連施設での心理療法

児童福祉施設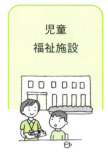

児童心理治療施設

発達支援施設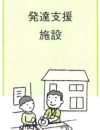

● 高齢者施設での心理療法

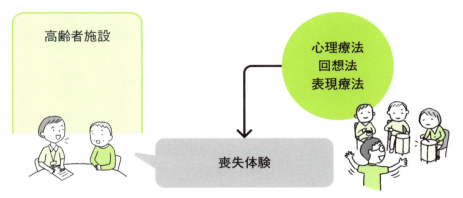

高齢者施設／心理療法・回想法・表現療法／喪失体験

● 働く福祉職のための心理療法

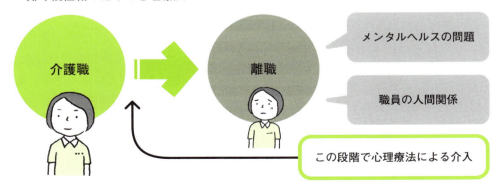

介護職 → 離職／メンタルヘルスの問題／職員の人間関係／この段階で心理療法による介入

05 福祉施設での心理療法

06 開業心理相談室での心理療法

■ 心の悩みの増加と国家資格の登場

　現代はストレス社会といわれ、心の悩みを抱えた人が増えています。それに応じるように、開業心理相談室の数も増えています。心理職の国家資格である公認心理師が、2017（平成29）年に施行された公認心理師法で定められたことによって、この傾向は加速しました。

　開業心理相談室では、心理療法によって心をケアします。医療と違って保険診療ではないため、利用料は他の機関と比べると割高になります。なお、心理職による心理療法は**業務独占でない**ため、無資格者による開業心理相談室もあります。そのため、質の高い心理療法を提供する開業心理相談室をどうやって見つけるのかという課題があります。現在のところ公認心理師か、協会認定の臨床心理士の資格があることが、一定の心理療法を行う最低限の条件といえるでしょう。

■ 開業ならではの多様な展開

　開業心理相談室は、どのような立場の心理療法を専門としていても開業できるため、他の領域と比べて**さまざまな種類の心理療法を専門としている人が多い**ようです。薬による治療など医療の支援が必要な人には、医療機関と連携して心理療法が進められます。

　開業という自由な立場を活かしてチャレンジができるのも、開業心理相談室の特徴です。例えば、専門家を対象にして、心理療法に関するスーパーバイズや研修も行われています。開業心理相談室の運営には、他の機関との連携や経営の視点が必要になるなど、心理療法以外にもさまざまなスキルが求められます。今後は、**オンライン**や**SNS**によるカウンセリングなど、多様な形態での心理療法が展開するでしょう。

開業ならではの多様な展開　図

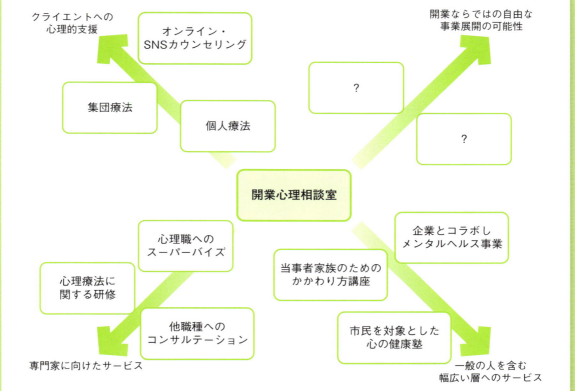

- 料金は心理相談室によって異なり、地方よりも都市部のほうが高い傾向にある。1回の面接時間50分前後に対し、3千円前後から1万円前後と幅がある
- 1人での開業から多人数のスタッフを抱える相談室まで、大小さまざま
- 夜間も相談を受け付けたり、土日祝日に受け付けるところもある

06　開業心理相談室での心理療法　191

07 産業・労働での心理療法

▎心の健康問題を抱えた労働者が増加

厚生労働省の調査によると、ストレス等を感じる労働者の割合は毎年5割を超えており、精神障害等による労災認定件数は増えています。そのため、厚生労働省の「**労働者の心の健康の保持増進のための指針**」では、心の不健康を未然に防ぐ**一次予防**、早期発見と早期対応を行う**二次予防**、心の不健康に陥った労働者の職場復帰を支える**三次予防**のために、**四つのケア**が勧められています。

このうち「**セルフケア**」では、主に考え方や行動にはたらきかける心理療法が**ストレスマネジメント**の手法として利用されています。「**事業場内産業保健スタッフ等によるケア**」では、企業がカウンセラーを雇用して従業員のメンタルヘルスにあたることもありますが、こうした体制がとれるのはまだ一部の企業に限られています。

▎職場での適応を心理的に支える

「**事業場外資源によるケア**」は、他の専門機関と連携して、公認心理師などの専門家によるケアが行われます。これには、**EAP（従業員支援プログラム）**や**リワークプログラム（復職支援）**などがあります。EAPは、元々は企業内の精神科医や心理職が対応していましたが、人事評価への影響が懸念されてあまり利用されませんでした。そこで、外部の会社が、対面やオンラインでEAPのカウンセリングをすることが増えました。

リワークプログラムは、心の病によって休職をしている人を対象とした復職訓練です。**アサーション**や**SST（社会生活スキルトレーニング）**、**認知行動療法**などによって、よいコミュニケーションやストレスとうまくつき合う方法などのスキルを学びます。これによって、職場の適応能力を高めて復職を助け、うつ病などの再発を予防します。

産業・労働における心理療法　図

四つのケア

セルフケア	ラインによるケア
事業場内産業保健スタッフ等によるケア	事業場外資源によるケア

これらの四つのケアが継続的かつ計画的に行われることが重要です。

メンタルヘルスケアの具体的進め方

上記四つのケアが適切に実施されるよう、事業場内の関係者が相互に連携し、以下の取り組みを積極的に推進することが効果的です。

心の健康づくり計画の策定　⟷　衛生委員会における調査審議

セルフケア	ラインによるケア	事業場内産業保健スタッフ等によるケア	事業場外資源によるケア
（労働者による）	（管理監督者による）	（産業医、衛生管理者等による）	（事業場外の機関、専門家による）

個人情報保護への配慮

(1) **メンタルヘルスケアの教育研修・情報提供**
（管理監督者を含むすべての労働者が対応）

(2) **職場環境等の把握と改善**（メンタルヘルス不調の未然防止）

(3) **メンタルヘルス不調への気づきと対応**
（メンタルヘルス不調に陥る労働者の早期発見と適切な対応）

(4) **職場復帰における支援**

08 司法領域での心理療法

被害者支援

司法領域での心理療法の活用は、**被害者支援**と**加害者支援**にわけられます。

犯罪被害者のPTSDの有病率は高いため、被害者支援ではその予防と回復のための心理療法が重要です。被害者には深い傷つきや恐怖があり、怖い記憶がよみがえる状況を避けたり、意識と記憶がつながらなくなったり（**解離**）して、生活がうまくできなくなることがあります。このことを支援者はよく理解し、本人の気持ちや考えを受け入れ、安全感を保ってかかわります。そして、つらい反応への対処についての**心理教育**や、**認知処理療法**、**持続エクスポージャー療法**などの心理療法を行います。

都道府県には、**被害者支援センター**が設置されています。ここでは犯罪により被害を受けた人の心のケアも行われています。

加害者支援

加害者支援は、**犯罪者の更生や社会復帰**を目的としていて、**矯正教育**ともいわれます。支援者は、その人の生い立ちや犯罪歴、知的障害や発達障害などの背景に注目します。そして、再犯を防ぐために変えられそうなところはどこかを考え、その人の特性に応じて対応します。犯罪の背景には**依存や嗜癖などの問題**も多く、これらに対する心理療法や、対人関係能力を高めるSST（社会生活スキルトレーニング）も行われます。

周りの住民の差別や偏見、住む場所や働く場所がないといった状況があると、再犯率は高まります。そのため、社会がその人を受け入れられるように、**環境にはたらきかける**ことも加害者の社会復帰には重要です。

司法関連施設だけでなく、医療施設でも加害者の支援が行われることがあります。

司法領域における心理療法　図

被害者支援

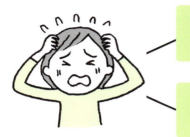

PTSDの予防 ← 心理教育

PTSDの治療 ← 認知処理療法／持続エクスポージャー療法

被害者支援センターについて

犯罪や交通事故等によって被害を受けた人、家族、遺族に対して電話・面接相談、直接的支援、自助グループ支援、カウンセリングなどを行っている

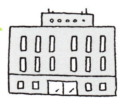

電話相談

面接相談

直接的支援

加害者支援

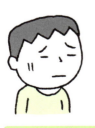

矯正教育 ← 社会生活スキルトレーニング（SST）

依存、嗜癖、怒り、否認 ← 認知行動療法／精神分析的心理療法／アンガーマネジメント

環境 ← 環境にはたらきかける

08　司法領域での心理療法

09 地域での心理療法

■ 心理療法の発展は地域にあり

「地域で心理療法がどのように貢献できるか」という問いに、はっきりと答えられる心理職は国内ではとても少ないでしょう。それは、これまで心理職がかかわってきた治療や介入は地域を対象としておらず、地域で活躍している心理職がほとんどいなかったからです。しかし、これからは必ず心理職が<u>地域で力量を発揮する時代</u>となります。

すでに地域で活用されている心理療法はあります。認知症予防の地域住民グループでは、予防行動を習慣化するために、考え方や行動にはたらきかける心理療法を使っています。また、地震などの大規模災害では、直後の被災者の心のケアや、その後の生活への適応を支えるために、トラウマケアに関する心理療法が行われています。

■ 安心して弱さを表せる地域社会に向けて

私たちは、誰もが弱さを抱えています。居心地よいコミュニティとは、<u>安心して弱さを表せる地域社会</u>です。これまでの日本社会は、その弱さを、子ども、高齢者、障害者のように法律や診断ごとにわけて支援したり、血縁や地縁などの小さな共同体の負担で支えたりしてきました。しかし、雇用形態や家族や地域社会のありかたが大きく変わるにつれて、今までと同じ支援制度では安心して弱さを表せなくなってきました。

これからは、多機関が協働し、地域で暮らすみんなが協力することで、誰一人取り残されない地域社会をつくる**重層的支援体制**が重要になります。そのためには、ともに暮らす多様な人々がそれぞれの生き方を尊重し、必要に応じて助け合う必要があります。

人々の精神的健康を保ち、環境に適応するための力を支える心理療法は、これからの支援体制をつくるためになくてはならない専門的な力の一つとなるでしょう。

これからの心理療法 図

地域で活躍する心理職

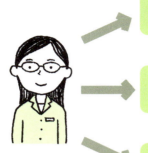

- 認知症予防の地域住民グループ ← 予防行動を習慣化するための心理療法
- 地震などの大規模災害 ← トラウマケア
- 多機関協働 ← 重層的支援体制

重層的支援体制を支える心理療法

重層的支援体制

- **相談支援**: 社会的孤立、生活困窮、要介護、精神障害など複合的な課題を抱えた人や世帯を理解し支援するときに心理療法が役立つ
- **参加支援**: ひきこもり、ひとり親など、生きづらさを抱えた人が地域につながるために、心理療法が活用される
- **地域づくり**: スティグマを乗り越え、「助けて」と気軽に言え、支えを必要とする人に力を届ける地域づくりに、心理療法の知識と技術が有用

09 地域での心理療法

第11章参考文献

- 丹野義彦編『健康・医療心理学（公認心理師の基礎と実践16）』遠見書房，2021.
- 竹田伸也「クラスで使える！ストレスマネジメント授業プログラム『心のメッセージを変えて気持ちの温度計を上げよう』」遠見書房，2015.
- 竹田伸也，松尾理沙，大塚美菜子「クラスで使える！アサーション授業プログラム改訂版『ハッキリンで互いの気持ちをキャッチしよう』」遠見書房，2023.
- 渡部純夫，本郷一夫編著『福祉心理学（公認心理師スタンダードテキストシリーズ17）』ミネルヴァ書房，2021.
- うつ病リワーク研究会『誰にも書けなかった復職支援のすべて』日本リーダーズ協会，2010.
- 門本泉，嶋田洋徳編著『性犯罪者への治療的・教育的アプローチ』金剛出版，2017.
- アメリカ国立子どもトラウマティックストレス・ネットワーク，アメリカ国立 PTSD センター，兵庫県こころのケアセンター訳『サイコロジカル・ファーストエイド実施の手引き 第 2 版』2009（兵庫県こころのケアセンターのホームページから，無償でダウンロード可）.
- 竹田伸也編著『誰でもできる脳いきいき教室のすすめ方：地域で楽しめる認知症予防活動』萌文社，2010（竹田伸也のホームページ「ココロの健康のための道具箱」から，プログラムを無償でダウンロード可）.

索引

あ

アクセプタンス ································· 50
アクセプタンス＆コミットメント・セラピー
 ································· 50
アサーション ··················· 86, 192
アサーション・トレーニング ········ 86
アサーション授業 ···············186
アセスメント ··························· 8
アドラー ····························· 18
アルツハイマー型認知症 ·······160, 162
安全確保行動 ························ 76
維持トーク ·························· 96
依存 ·······························106
イネイブリング ····················120
陰性症状 ···························· 54
ウェクスラー式知能検査 ···········148
うつ病 ··············· 34, 38, 44, 46
エクスポージャー療法 ··· 22, 80, 82, 98
エス ······························· 18
エビデンス ·························· 10
縁起強迫 ···························· 90
応用行動分析 ··················22, 152
オートフィードバック ··············172
オープンダイアローグ ·········· 24, 66
オペラント条件づけ ················ 22
音楽療法 ······················26, 170

か

解決志向アプローチ ············24, 118
回想法 ·····················168, 188
回避 ·················· 94, 124, 140
回避行動 ·············· 44, 76, 82
解離 ·····················124, 194
カウンセリング ····················· 2
加害恐怖・確認強迫 ················ 90

科学者－実践家モデル ·············· 10
過覚醒 ·····················124, 140
学習 ······························· 22
家族教室 ··························· 64
家族心理教育 ··················28, 64
カタルシス ·························· 2
家庭内暴力 ························184
希死念慮 ··························· 38
拮抗反応 ··························· 80
共感的理解 ························· 6
矯正教育 ··························194
協同的経験主義 ···················· 42
強迫観念 ·······················90, 94
強迫行為 ·······················90, 94
強迫症 ·············90, 94, 96, 98, 102
筋弛緩法 ··························· 78
近時記憶 ··························160
芸術療法 ··························170
系統的脱感作法 ··············· 22, 80
血管性認知症 ······················160
元気回復行動プラン ············30, 68
限局性学習症 ······················144
限局性恐怖症 ······················ 72
現実エクスポージャー ··············134
攻撃的表現 ························· 86
構造化面接 ························148
行動・心理症状 ····················160
行動依存 ··························106
行動活性化療法 ··············· 22, 44
行動療法 ·············· 22, 112, 176
公認心理師 ····················12, 182
広汎性発達障害 ···················144
コーピング ························132
呼吸法 ·····················78, 132
心の深層 ··························· 18
個人心理学 ························· 18
個別回想法 ························168
コミットメント ····················· 50
コラージュ療法 ····················170

さ

自我	18, 100
自覚的障害単位	80
自我障害	54
自己一致	6
思考障害	54
思考場療法	26
支持的心理療法	40
自助グループ	30, 110
システムズアプローチ	28, 120
思想の矛盾	102
持続エクスポージャー療法	82, 134, 194
実行チェンジトーク	96
自動思考	20, 42
児童心理司	184
児童相談所	184
自閉症	144
自閉スペクトラム症	144, 156
嗜癖行動	106, 120
社会生活スキルトレーニング	
	22, 60, 86, 180, 184, 192
社会的学習理論	22
社交不安症	72, 86, 102
従業員支援プログラム	192
集合的無意識	18
重層的支援体制	196
集団回想法	168
自由連想	100
主訴	8
受動的音楽療法	170
受動的注意集中	78
準備チェンジトーク	96
条件刺激	22
条件反射	114
条件反射制御法	114
条件反応	22
状態－特性不安尺度	76
情報技術	14
女性相談支援センター	184

自律訓練法	26, 78
神経質性格	102
神経心理検査	164
神経発達症	144
人工知能	14
心的外傷後ストレス障害	124, 136
侵入体験	124, 140
心理教育	42, 64, 112, 194
心理検査	8
心理職	2, 12
心理療法	2, 4, 20, 28, 30, 186
スキーマ	20
スキット	62
スクイグル	170
スクールカウンセラー	186
スクリーニング検査	164
スタックポイント	138
ストレス脆弱性仮説	64
ストレスマネジメント	180, 192
ストレングス	8
精神依存	106
精神科医	2, 12
精神交互作用	102
精神分析	18, 100
精神分析的心理療法	100
精神保健福祉センター	184
精神療法	2
精神力動的アプローチ	18
生成AI	14
正の強化	44, 152
節酒療法	116
セルフケア	192
前意識	18
潜在的価値抽出法	20
漸進的筋弛緩法	78
選択性緘黙	72
センタリング	166
前頭側頭型認知症	160
全般不安症	72

喪失体験･････････････････････････188
想像エクスポージャー･･････････････134
創造的絶望･･･････････････････････50
ソクラテスの質問････････････････42, 139
底つき体験･･･････････････････････110

た

大学附属心理相談センター･･････････182
体験治療論･･･････････････････････174
対人関係療法･････････････････････46
代理受傷･････････････････････････140
脱中心化･････････････････････････48
タッチング･･･････････････････････166
タテ系課題･･･････････････････････174
ため込み強迫･････････････････････90
段階的エクスポージャー････････････82
断酒モデル･･･････････････････････110
チェンジトーク･･･････････････････96
注意欠如・多動症･････････････144, 156
中核症状･････････････････････････160
超自我･･････････････････････････18
適応的情報処理･･･････････････････136
転移･･････････････････････････18, 100
動機づけ面接･･････････････････24, 96
統合失調症･･･････････････････････54
動作課題･････････････････････････174
特性不安･････････････････････････76
ドパミン仮説･････････････････････64
トラウマ･･････････124, 128, 132, 134, 136
トラウマインフォームドケア･･････････130

な

ナラティブセラピー････････････････24
二次受傷･････････････････････････140
認知･････････････････････････20, 58
認知機能･････････････････････････62
認知機能検査･････････････････････164
認知機能障害･･････････････････54, 160

認知矯正療法･････････････････････62
認知行動療法･･････････20, 22, 58, 192
認知症･･･････････････････････････160
認知処理療法･････････････････138, 194
認知モデル･･･････････････････････42, 58
認知リハビリテーション･･･････････････62
認知療法･･･････････････････20, 42, 86
能動的音楽療法･･･････････････････170

は

ハームリダクション････････････････116
配偶者暴力相談支援センター････････184
曝露･･･････････････････････････98, 114
曝露反応妨害法･･････････････････82, 98
曝露法･･･････････････････････････98
曝露療法･･･････････････････････80, 82
箱庭療法･････････････････････････170
発達障害･･････････････････････144, 154
バトラー･････････････････････････168
パニック症･･････････････････72, 74, 102
パニック発作･････････････････････76
バリデーション療法･･･････････････166
反応妨害法･･･････････････････････98
被害者支援センター･･････････････194
非主張的表現･････････････････････86
描画療法･････････････････････････170
表現療法･･･････････････････････170, 188
広場恐怖症･･････････････････72, 74, 76
不安階層表･･･････････････････････80
不安症･････････････････････････72, 102
風景構成法･･･････････････････････170
不完全恐怖･･･････････････････････90
複雑性PTSD･････････････････････124, 188
復職支援･････････････････････････192
不潔(汚染)恐怖・洗浄強迫･･･････････90
物質依存･････････････････････････106
負の強化･･････････････････44, 82, 152
踏みしめ課題････････････････････132
フラッディング･･････････････････82

201

プレイセラピー	26
フロイト	18, 100
分析心理学	18
分離不安症	72
ペアレント・トレーニング	154
防衛	18
防衛機制	100
包括型地域生活支援プログラム	28

ま

マイナス思考	20
マインドフルネス	20, 48
まだら認知症	160
無意識	18, 100
無条件の肯定的な関心	6
無条件刺激	22
無条件反応	22
森田正馬	102
森田療法	102
問題解決療法	84

や

遊戯療法	26
ユマニチュード	172
ユング	18
陽性症状	54
予期不安	76
抑圧	18
抑うつ気分	34
四つのR	130
四つのケア	192

ら

リエゾン・コンサルテーション	180
リカバリーモデル	68
離人感	74, 76
リフレージング	166
リフレクティング	24, 66

リマインダー	128
リラクセイション課題	174
リラクセイション法	78
リワークプログラム	192
臨床心理士	12, 182
臨床動作法	26, 78, 132, 174
レスポンデント条件づけ	22
レビー小体型認知症	160
ロジャーズ	6

欧文

AA	110
ABA	152
ACT	28
ADHD	144, 156
AI	14
ASD	144, 156
BPSD	160
DSM-5	144
DV	184
EAP	192
EMDR	26, 136
IT	14
PTSD	124, 136
SFA	118
SLD	144
SST	22, 60, 180, 184, 192
STAI	76
SUD	80
TEACCH	150
TIC	130
WRAP	68
Y-BOCS	94

執筆者紹介

[著者]

植田 俊幸（うえた・としゆき）······ 第1章02・03・07／第2章04〜07／第4章／第7章／第9章
鳥取県立厚生病院・精神保健福祉センター　精神科医
鳥取県鳥取市生まれ。鳥取大学医学部附属病院、島根県の公立雲南総合病院、静岡てんかん・神経医療センターを経て、2006年から鳥取県立精神保健福祉センターに勤務。2010年からは、県立厚生病院での総合病院精神科診療と緩和ケアならびに認知症ケア、国立病院機構鳥取医療センターでの重度精神障害者の退院・地域定着支援など、精神科の諸問題に幅広くかかわっている。

竹田 伸也（たけだ・しんや）······ 第1章01・04〜06／第2章01〜03／第3章／第5章／第6章
　　　　　　　　　　　　　　　　　／第8章／第10章／第11章
鳥取大学大学院医学系研究科臨床心理学講座教授。博士（医学）。
香川県丸亀市生まれ。鳥取大学大学院医学系研究科医学専攻博士課程修了。
鳥取生協病院臨床心理士、広島国際大学心理科学部講師、鳥取大学大学院医学系研究科講師、准教授を経て現職。日本老年精神医学会評議員、鳥取県社会福祉審議会委員長等を務める。「誰もが安心して弱さを表せる地域社会の実現」を臨床研究者としてもっとも大切にしたい価値（ビジョン）に掲げ、研究や臨床、教育、執筆、講演等を行っている。

おわりに

　精神医療や精神保健の専門家ではない人からすると、精神科医や心理職は、相手の気持ちや考え方をすぐさま理解でき、本人も気づかないような心の深層がわかってしまうと思うかもしれません。あるいは、なかなか行動をやめてくれない人や、やるべきことをやってくれない人をうまく説得してくれるはず、という期待もあるでしょうか。しかし、ある人がどう感じ、これからどうするのかは、本当のところは専門家でもよくわかりません。たぶん多くの人が、病院の医師や心理職・カウンセラーのアドバイスよりも、何気なくスマートフォンで見た情報や友人からの一言、たまたま起きた出来事などに影響されることでしょう。だから「人それぞれで状況も違うからわからない」「心は見えないから難しい」となるわけです。

　ある人の考えかたや毎日やっていることは、すぐには変わらないものです。ところが「初回購入者限定クーポンあり！　期限は今日まで！」というお知らせを見て、「じゃあ、今すぐ買わなくちゃ」と予定外に買ってしまうことがあるように、いとも簡単に行動が変わることもあります。心理療法を知っていると、「お得だから」と思って買う行動の理由として、「工夫して安く買えて達成感や自己効力感があったから」とか、「この機会を逃して損したくないと考えたから」「目先の利益に飛びついてお金を使う優先順位を忘れたから」などなど、さまざまな面を検討できるようになります。すると、その人のことをもっと知りたくなり、これが治療や支援に活かされるのです。

心と行動のどこに注目し、どう援助するかについては、先人が多種多様な心理療法を考案しています。本書ではそれらをできるだけ具体的に、支援の現場で役立つようにまとめました。診療室やカウンセリングルームの中で行われるものだけでなく、リハビリテーションや保健福祉サービスとして行われているものも心理療法の技法が活用され、心理面の改善を目指すものは、広く心理療法として取り上げています。本書を読むことで、どの方法を使ったらうまくいきそうか、あるいは、それがうまくいかなかったとき、他にどんなやりかたがあるのかを学ぶことができます。

　知らない土地でも地図があれば迷わないように、本書が対人援助において心理療法を活用するときの道しるべになれば幸いです。

2025年1月

植田俊幸

図解でわかる心理療法

2025年 2 月25日　発行

著　者　　　植田俊幸・竹田伸也
発行者　　　荘村明彦
発行所　　　中央法規出版株式会社
　　　　　　〒110-0016　東京都台東区台東3-29-1　中央法規ビル
　　　　　　Tel 03（6387）3196
　　　　　　https://www.chuohoki.co.jp/

印刷・製本　　日経印刷株式会社
装幀デザイン　二ノ宮匡（ニクスインク）
本文・DTP　　日経印刷株式会社
装幀イラスト　大野文彰
本文イラスト　坂木浩子

定価はカバーに表示してあります。
ISBN 978-4-8243-0184-0
本書のコピー、スキャン、デジタル化等の無断複製は、著作権法上での例外を除き禁じら
れています。また、本書を代行業者等の第三者に依頼してコピー、スキャン、デジタル化
することは、たとえ個人や家庭内での利用であっても著作権法違反です。
落丁本・乱丁本はお取り替えいたします。
本書の内容に関するご質問については、下記 URL から「お問い合わせフォーム」にご入力
いただきますようお願いいたします。
https://www.chuohoki.co.jp/contact/

A184